中国百年百名中医临床家丛书

周 次 清

高洪春 编著

中国中医药出版社

·北 京·

图书在版编目（CIP）数据

周次清/高洪春编著. -- 北京：中国中医药出版社，2004.01（2025.2重印）

（中国百年百名中医临床家丛书）

ISBN 978 – 7 – 80156 – 550 – 1

Ⅰ.①周… Ⅱ.①高… Ⅲ.①中医学临床 – 经验 – 中国 – 现代 Ⅳ.①R249.7

中国版本图书馆 CIP 数据核字（2003）第 120878 号

中国中医药出版社出版

北京经济技术开发区科创十三街 31 号院二区 8 号楼

邮政编码 100176

传真 010 – 64405721

廊坊市佳艺印务有限公司印刷

各地新华书店经销

开本 850×1168 1/32 印张 6.625 字数 150 千字

2004 年 1 月第 1 版 2025 年 2 月第 3 次印刷

书号 ISBN 978 – 7 – 80156 – 550 – 1

定价 28.00 元

网址 www.cptcm.com

服 务 热 线 010 – 64405510

购 书 热 线 010 – 89535836

维 权 打 假 010 – 64405753

微信服务号 zgzyycbs

微商城网址 https://kdt.im/LIdUGr

官方微博 http://e.weibo.com/cptcm

天猫旗舰店网址 https://zgzyycbs.tmall.com

如有印装质量问题请与本社出版部联系（010 – 64405510）

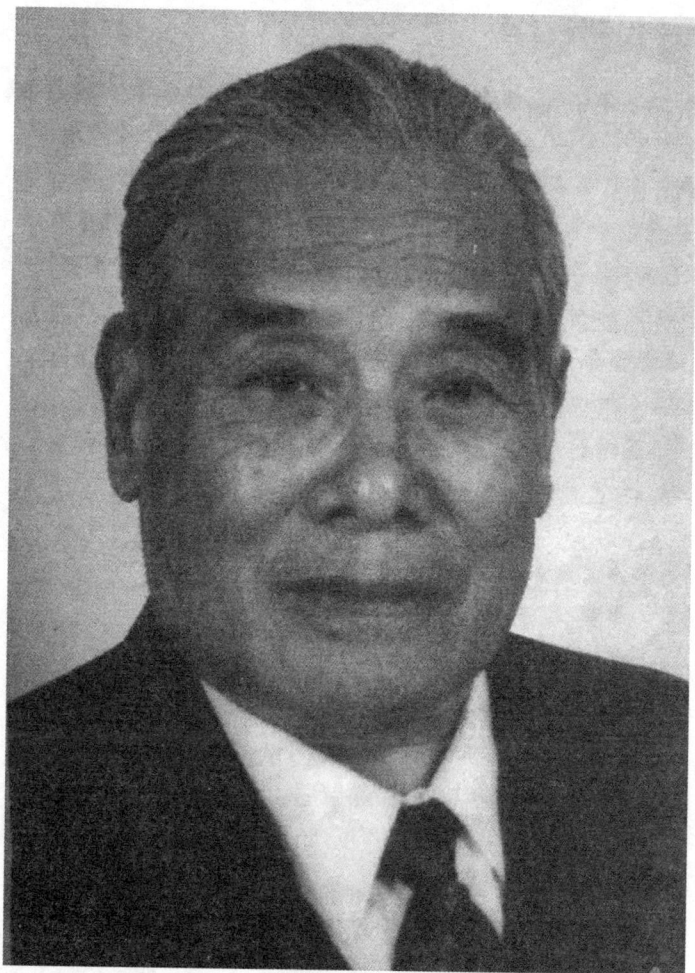

周次清教授

出版者的话

祖国医学源远流长。昔岐黄、神农，医之源始；汉仲景、华佗，医之圣也。在祖国医学发展的长河中，临床名家辈出，促进了祖国医学的迅猛发展。中国中医药出版社为贯彻卫生部和国家中医药管理局关于继承发扬祖国医药学，继承不泥古、发扬不离宗的精神，在完成了《明清名医全书大成》出版的基础上，又策划了《中国百年百名中医临床家丛书》，以期反映近现代即 20 世纪，特别是新中国成立 50 年来中医药发展的历程。我们邀请卫生部张文康部长做本套丛书的主编，卫生部副部长兼国家中医药管理局局长佘靖同志、国家中医药管理局副局长李振吉同志任副主编，他们都欣然同意，并亲自组织几百名中医药专家进行整理。经过几年的艰苦努力，终于在 21 世纪初正式问世。

顾名思义，《中国百年百名中医临床家丛书》就是要总结在过去的 100 年历史中，为中医药事业做出过巨大贡献、受到广大群众爱戴的中医临床工作者的丰富经验，把他们的事业发扬光大，让他们优秀的医疗经验代代相传。百年轮回，世纪更替，今天，我们又一次站在世纪之巅，回顾历史，总结经验，为的是更好地发展，更快地创新，使中医药学这座伟大的宝库永远取之不尽、用之不竭，更好地服务于人类，服务于未来。

本套丛书第一批计划出版 140 种左右，所选医家均系在中医临床方面取得卓越成就，在全国享有崇高威望且具有较高学术造诣的中医临床大家，包括内、外、妇、儿、骨伤、针灸等各科的代表人物。

本套丛书以每位医家独立成册，每册按医家小传、专病论治、诊余漫话、年谱四部分进行编写。其中，医家小传简要介绍医家的生平及成才之路；专病论治意在以病统论、以论统案、以案统话，即将与某病相关的精彩医论、医案、医话加以系统整理，便于临床学习与借鉴；诊余漫话则系读书体会、札记，也可以是习医心得，等等；年谱部分则反映了名医一生中的重大事件或转折点。

本套丛书有两个特点是值得一提的：其一是文前部分，我们尽最大可能地收集了医家的照片，包括一些珍贵的生活照、诊疗照，以及医家手迹、名家题字等，这些材料具有极高的文献价值，是历史的真实反映；其二，本套丛书始终强调，必须把笔墨的重点放在医家最擅长治疗的病种上面，而且要大篇幅详细介绍，把医家在用药、用方上的特点予以详尽淋漓地展示，务求写出临床真正有效的内容，也就是说，不是医家擅长的病种大可不写，而且要写出"干货"来，不要让人感觉什么都能治，什么都治不好。

有了以上两大特点，我们相信，《中国百年百名中医临床家丛书》会受到广大中医工作者和爱好者的青睐，更会对中医事业的发展起到巨大的推动作用。同时，通过对百余位中医临床医家经验的总结，也使近百年中医药学的发展历程清晰地展现在人们面前，因此，本套丛书不仅具有较高的临床参考价值和学术价值，同时还具有前所未有的文献价值，这也是我们组织编写这套丛书的初衷所在。

中国中医药出版社

2000 年 10 月 28 日

目　录

医家小传

　　经他的手，不知挽救了多少人的生命，解除了多少病人的痛苦；经他的手，不知培育了多少中医事业的栋梁之材。

　　他的足迹遍及齐鲁大地，他的论著传播海内外。

　　他被后学和同道称为"楷模"，他被病人誉为"救星"。

　　也许很多病人并不知道他的名字，只知道他是"周大夫"。

　　他，就是德高望重、闻名遐迩的著名中医心血管病专家、山东中医药大学教授、博士研究生导师——周次清。

一

　　周次清教授从事中医工作五十载，精研中医历代名著，兼攻现代医学，医理娴熟，经验丰富，疗效甚高。他擅长内科，特别对心血管疾病的研究具有很深的造诣。

　　1925年他出生于山东省莱西县（现为青岛市），1936年进入莱西县第二小学，翌年学校被日寇所炸，便辍学回家跟族伯周鸣岐学习中医。1942 年考入莱西县立中学，毕业后，经亲友资助，在青岛市开设了"新生药社"。1953 年在政府的支持下，成立了"青岛四方区中医联合诊所"，并任所长兼内科主任，由于医技精良、品术端正而名誉当地。为了进一步拓宽医学知识，他参加了青岛市举办的中医进修学校，有人指责"中医学习西医是不务正业，是背经离道"，但他却抓住这个契机，打下了深厚的医学基础。1956 年，他被推荐到山东省中医药研究所研究班学习，结业后留该所工作。1958 年，山东中医学院成立，他即被调入该院任教，并先后担任伤寒温病和内科教研室副主任。

周老生前一直坚持按时门诊，按时查房，风雨无阻，雷打不动。他除看病、讲学、搞科研之外，还要带研究生，共培养硕士研究生 30 余名，博士研究生 10 余名。他还要经常答复人们的来信，审阅稿件，还要挤时间看书，总结经验，撰写论著……从早忙到晚，日日如此。有时为了赶任务、抢时间，甚至废寝忘食、通宵达旦。在他心里只有他的事业，只有他的病人，唯独没有他自己。

实践出真知。只有通过大量的实践，才能领悟到中医治病的诸多奥妙所在。正是由于长期的大量的临床实践，使他的经验不断丰富、不断升华，使他的讲学言之有物、活灵活现，使他的论著朴实无华、学以致用。也正是由于病人身上千奇百怪的"病"，诱惑他、激励他去不断地探索、不断地拼搏。

二

在商品经济的冲击下，有些人迷惘了。

1989 年，某县医院请周老去搞医疗联合，要求大夫多开药、开好药，为医院创收，医生纯洁的职业受到了玷污。本来合同为半个月，每天报酬 40 元，并管吃管住，但在金钱和医德面前，他选择了后者，只三天就愤然返回。"业精于勤，医善于德"，这是他给该医院的赠言，也是他做人的准则。

不用任何宣传手段，找他看病的人却总是蜂拥而至，有本市的，有外地的……上班时间，病人把诊室围得水泄不通，经常到点下不了班。回到家，无论是节假日还是晚上，慕名找他看病的人也是络绎不绝。谁不想过个悠闲的假日、清静的晚上？而他却不能。医生的天职在呼唤他，无论认识不认识，无论是近邻还是远道而来，他都从不推辞，细心诊治。家里的人也都成了他的"接待员"，倒水、递烟、擦桌子……多年来已习以为常。人们形容医院为"病人之家"，而他的家却成了名副其实的"病人之家"。

他是省政协委员，并在许多学术团体兼职，如中华全国中医学会老年学会理事，山东中医学会理事，山东中医内科学会副主任委员，中华医学会山东心血管分会副主任委员等。他经常外出参加会议、学术讲座、会诊，每到一地，也不知从哪里冒出那么多病人，都希望能让他给看上一看。他从不摆架子，总是有求必应，不顾路途的颠簸和疲劳，满足病人的要求。

他把为人治病当做自己的天职，当做自己的乐趣，每当治好一个病人，特别是治好一个疑难重症，他的高兴劲决不亚于病人本身。"病人需要我，我也需要病人。没有这些病人，也就没有了我的事业，没有了我的乐趣。"这就是病人在他心目中的地位。

三

　　"老中医保守"，这似乎已成为某些人的成见。而周老却例外，他是一位"开明的老中医"。他具有科学的态度，善于接受新事物，特别是他能吸取现代医学的长处，主张中西医结合，并极力倡导尽可能地利用多学科现代化手段来研究中医、发展中医，将中医学推向臻于完善的境地。

　　他山之石，可以攻玉。他善于学习别人的经验和多学科知识，用他的话讲，就是"博采众长，为我所用"。在他的房间里，四壁林立的书架上、壁橱里、床头、床下，到处都是书，除伯父留下的手抄本、先师传给的秘验方、名老中医经验和中医历代书籍外，就是现代医学书籍、辩证法类书籍、各种医学杂志、工具书……应有尽有。他不吸烟不喝酒，唯一的嗜好就是买书、藏书、读书。正是这些书籍加实践，使他向医学的广度和深度不断进军。人们都知道他是心血管病专家，其实他的知识面非常广，对许多疾病都有独到的经验，治愈了很多疑难杂症，如手指再植不活、神经性肌肉萎缩、妇女不孕、小儿高热等，用句体育术语来说，他可谓是"全能运动员"了。

　　他临床看病，望、闻、问、切，逐一不漏，并结合现代医学手段，如叩诊、听诊、心电图、透视、化验等。他对疗效的判断不只限于临床症状的消失，还着眼于客观指标的改善，如治冠心病心电图要恢复，治慢性肾炎蛋白尿要消除，把中医临床提到了一个新的高度。他的心脏听诊，娴熟而准确，就连西医的心血管专家也感到佩服。轻度的二尖瓣狭窄、轻度的二尖瓣脱垂、第四心音……他就像"千里眼"、"顺风耳"，什么都能准确地捕捉到。

他在处方用药上有一个显著的特点，就是在中医理法方药的基础上，吸取现代药理研究的成果，如对气虚之高血压患者，在补气药中选用具有降压作用的黄芪，而不用有升压作用的人参，熔汇中西医之长于一炉，为中医的处方用药增加了新的内容，提高了临床疗效。他的处方，法中有法，方中有方，简洁有力，耐人寻味，犹如一首首诗篇，细细品来，甚妙！

当然，疾病千变万化，他也有失败的时候。他常说，人非神仙，不能包治百病，难免失败，但要善于从失败的病例中汲取经验教训，这比总结成功的经验更为重要。曾有位高血压病人，患病20多年，辗转诸多医院和医生，都是徒劳无功。周老也使出了治疗高血压的浑身解数，可血压硬是降不下来，他也一筹莫展、束手无策。干脆，不管他的"高血压"了，病人还有"五更泄"的毛病，他便峰回路转、改弦易辙治病人的"五更泄"，投以温补肾阳、健脾止泻的"四神丸"加味，10多剂后，病人的"五更泄"好了，并感觉头也不晕不痛了，一量血压，降下来了。真是"有心栽花花不开，无意插柳柳成荫"。就是从这个病例中，他悟出了一个非常重要的道理，即在辨证治疗上要做到"有时求无，无时求有"，既有"框框"又没"框框"，进入了一个更高的层次。又遇一冠心病人，吃了不少治疗冠心病的药，越吃越难受。周老给以"平胃和胃"之品，砂仁、佛手、厚朴之属，有的医生看后直是怀疑，这哪里是治疗冠心病的药？可病人服后很快就症状消失，心电图改善。一般人不解个中奥妙，岂知这正是周老把辩证法运用于中医治病的精华所在。

四

　　周老一生辛勤耕耘，收获丰硕。近年来，他在国家级和省级学术刊物上共发表论文 50 余篇，主编和主审著作 10 余部，还主持完成了卫生部下达的校勘《四明心法》的任务。他集几十年之所得，结合现代医学，对中医的许多疑难和模糊问题提出了颇有见地的观点，对启迪后学和指导临床具有重要意义，并得到医学界的高度评价。他主持的"益气活血通阳治疗冠心病的研究"获山东中医药大学科研成果奖；"益气活血治疗冠心病的临床和实验研究"获山东省科委科技进步二等奖；中药新药"正心泰"的研制，获国家中医药管理局科技进步三等奖。

　　《中国中医药报》《光明日报》《山东科技报》《济南日报》以及中央电视台、山东电视台、山东人民广播电台等，都曾报道过他的事迹，同时还被收入多种书籍中。在成绩和荣誉面前，他从未止步，而是把此当作继续前进的动力，即使在古稀之年，依然高举生命的火炬，朝着既定的人生目标奋勇前进，直至生命的最后时刻！

冠心病

冠状动脉粥样硬化性心脏病简称为冠心病，是西医学病名。中医学文献中所记述的"胸痹""心痛""真心痛""厥心痛""卒心痛"等，非常类似冠心病的临床表现。早在《内经》中就有类似本病的记载。《素问·脏气法时论》曰："心病者，胸中痛，胁支满，胁下痛，膺背肩甲间痛，两臂内痛。"《灵枢·经脉》曰："是主心所生病者，目黄，胁痛，臑臂内后兼痛厥，掌中热痛。"这些描述与心绞痛的症状、部位以及放射痛的表现是相吻合的。《灵枢·厥病》中还记载有"真心痛，手足青至节，心痛甚，旦发夕死，夕发旦死"，这与急性心肌梗死的临床表现是非常相似的。张仲景对该病做了进一步的描述，在《金匮要略·胸痹心痛短气病脉证治篇》中指出："胸痹之病，喘息咳唾，胸背痛，短气"；"胸痹，胸中气塞，短气"；"心痛彻背，背痛彻心"等。《圣济总录》和《类证活人书》中有如下记载，"包络之痛，痛于两乳中，鸠尾之间，即膻中也"，"胸痛者，胸痹痛之类也……胸膺两乳间刺痛，甚则引背胛或彻背膂"，具体描述了心绞痛的典型部位。由此可见，中医学对该病认识的渊源之深及其科学性之一斑。

（一）对冠心病病因病机的研究

中医对于冠心病的研究基本始于 20 世纪 60 年代，当时对其病因病机的认识，主要遵循张仲景《金匮要略》中所言："夫脉当取太过不及，阳微阴弦，即胸痹而痛，所以然者，责其极虚也。今阳虚知在上焦，所以胸痹心痛者，以其阴弦故也。"随着研究的不断开展，到 20 世纪 70 年代开始认识到"心血瘀阻"是冠心病的主要病机。然而导致心血瘀阻的原因是多方面的，归纳起来，其病因病机主要有以下几个方面。

1. 寒邪侵袭

寒邪侵袭人体，凝滞血脉，心血瘀阻，则胸痹而痛。《素问·举痛论》曰："经脉流行不止，环周不休，寒气入经而稽迟，泣而不行，客于脉外则血少，客于脉中则气不通，故卒然而痛。"王叔和《脉经》亦曰："厥心痛者，乃寒气客于心包络也。"《杂病源流犀烛》指出："大寒能犯心君……素无心病，卒然大痛无声，咬牙切齿，舌青气冷，汗出不休，手足青至节，冷如冰，是为真心痛。"然而从临床来看，寒邪在本病的发生发展中只是一种诱发因素，其本质在于机体的阳气虚弱。由于素体阳气虚弱，则容易感受外在寒邪的侵袭，而使病情诱发或加重。如《诸病源候论》说："寒气客于五脏六腑，因虚而发……上冲胸间，则为胸痹。"这个"因虚而发"的"虚"，就是指机体的阳气虚弱。著名中医学家岳美中亦认为冠心病的病因主要有内外两方面："内因是由于机体阳气素虚，寒气聚于胸中，久留不去，导致胸阳亦微；外因为寒气侵袭，形成一种凝血病。"根据北京地区对冠心病心绞痛发病因素的调查，其冬季发病者占74.7%，以及吉林医科大学调查的因阴雨寒冷诱发心绞痛的占65.1%，说明寒邪是冠心病心绞痛发作的重要诱发因素。

2. 七情内伤

对于七情致病，中医学早就有精辟的论述。七情内伤最易导致气血的运行障碍，从而造成心气郁结，心血瘀阻而胸痹心痛。如《内经》指出："忧愁思虑则伤心。"又曰："思则心有所存，神有所归，正气留而不行，故气结矣。"《沈氏尊生书》指出："何言乎心痛由七情也？经云：'喜则气散，怒则气上，忧则气沉，思则气结，悲则气消，恐则气下，惊则气乱。'除喜之气能散外，余皆是令心气郁结，而为痛也。"又云："七情之伤，虽分五脏，而必归于本心。"

由于心主血脉而藏神，所以当心情舒畅时，则气血和调，营血通畅。若七情影响于心时，其中喜则伤心，过喜可使心气耗散而不藏，其余怒、忧、思、恐等皆令心气郁结，心气郁结则气血不行。若七情影响于肝，肝在志为怒，若情志抑郁或忿郁恼怒，致使肝脏气机郁滞，疏泄功能失常，不能维持气血的正常运行而致气滞血瘀。若七情影响于脾，或肝气乘脾或木不疏土，则脾失健运，痰湿内生，阻塞脉络，痹阻心气心血而导致本病的发生。有人认为，这种痰湿颇似脂肪代谢障碍，脂质沉积与浸润，损伤冠状动脉内膜，产生粥样化斑块，脉络狭窄，心肌缺血缺氧，从而导致冠心病的发生。有研究表明，长期精神紧张、焦虑，可使血管痉挛、血压升高。情绪急躁、容易激动的人比心平气和、遇事不慌不忙的人血液胆固醇水平为高，冠心病发病率也高。另据报道，长期的精神刺激可使血小板聚集、儿茶酚胺升高、血管收缩、血压升高、心率增快、心肌耗氧量增加。而且冠状动脉对情绪的刺激非常敏感，当发怒时，冠状动脉会发生收缩或痉挛，从而引起心绞痛甚至心肌梗死。

3. 饮食失节

中医认为饮食失节、饥饱无度可以造成脾胃功能紊乱，从而引起心痛。如《奇效良方》谓饮食失节"使脏气不平，痞塞于中，饮食遁注，变乱肠胃，发为疼痛"。中医认为胃与心的部位相近，"胃络通心"，因此很多脾胃的疾病可以影响到心脏，而心痛亦可影响到脾胃。所以，有时胃脘痛与心痛很难区别。中医在治疗这类心痛时，除了采用相应的方药外，还强调不要马上进食，必须等心痛完全控制后，方可少少进食，否则会立即诱发"心痛"。如朱丹溪说："若痛方止便吃物，还痛，必须三五服药后，方吃物。"这种临床经验与西医学的观点是一致的。因为当心绞痛发作时是不能进食的，而饱餐又常常是诱发心绞痛的重要原因。饱餐后胃肠道血流量增加，心输出量也随之相应增多，心肌耗氧量从而增加，而且饱餐后会反射性地引起冠状动脉痉挛。因此，冠心病患者往往在饱餐后（特别是晚餐）心前区闷胀不舒或诱发心绞痛，尤其是当进食大量脂肪或烈性酒后，更容易诱发心绞痛。据调查，饮食内脂肪含量较高的地区，冠心病发病率较高；相反，冠心病发病率亦低。高脂肪饮食相当于中医学所说的"膏粱厚味"，过食膏粱厚味之品，容易助湿生痰，阻塞血脉，而致胸痹心痛。如张子和在《儒门事亲》中强调："夫膏粱之人，起居闲逸，奉养过度，酒食所伤，以致中脘留饮，胀满，痞膈，酢心。"另一方面，如果脾胃功能失调，也会影响肥甘酒浆之类的运化，也会造成"太阴痞塞"所致的心痛。如《圣济总录》所说："虚劳之人，气弱胃虚，饮食伤动，冷气乘之，邪正相干，则腹痛不已，上干心络，故令心腹俱痛也。"有研究证明，高脂肪饮食如猪肉、猪油、动物内脏、奶酪类食物等是导致动脉粥样硬化的饮食来源，而且这类食物都比较难以消化，如果本身的胃肠功能不健全，还可以引起胸闷、纳差、腹胀、便溏等消化道症状。因此，适当控制对高脂食物的摄入，对降低血脂、延缓动脉硬化、预防和治疗冠心病是非常有意义的。

4. 年老体衰

冠心病是老年人心血管系统的主要疾病，临床多发于40岁以后及女性绝经期以后，并随着年龄的增长其发病率不断增多，这说明冠心病的发生与年老体衰有密切的关系。而人的衰老决定于人体肾气的盛衰，《素问·上古天真论》指出："女子……七七，任脉虚，太冲脉衰少，天癸竭……丈夫……五八，肾气衰，发堕齿槁。"可见肾气虚衰的年龄与冠心病的发病年龄是一致的。

肾为五脏之本，阴阳之根，心肾相交，心本乎肾。在病理情况下，肾脏阴阳的虚衰和失调往往会造成心脏阴阳的虚衰和失调。肾精亏虚不能化生气血，气血不足，运行失常，心失所养，从而发生"心痛"。肾阳虚衰不能温煦脾阳，脾肾阳虚，阴寒内盛，则血运失常，或运化失职，痰浊内生。肾阴不足，肝失所养，多致肝阳上亢、肝气郁滞而气滞血瘀。上述诸因素如气滞、血瘀、痰浊、寒凝阻滞心脉，从而发生胸痹、心痛。有研究认为，老年人肾气虚衰，植物神经功能容易紊乱，使冠状动脉容易发生收缩性反应，因而导致心绞痛的发作。肾气虚衰还与性激素的衰退有关，由于性激素参与脂肪代谢调节，因而当其衰退时，便引起脂肪代谢的紊乱，形成高脂血症，而高脂血症是冠心病的重要易患因素。女性在绝经期前冠心病发病率低于男性，更年期后则发病率大大提高，这与肾气虚衰、雌激素的分泌减少有关。

以上诸因素可直接或间接地影响人体心、肝、脾、肾等脏的阴阳气血及经络的功能失调，从而产生气滞、血瘀、痰阻、寒凝等病理变化，痹阻心脉，从而发生"不通则痛"的胸痹、心痛之证。如果气滞、血瘀、痰阻、寒凝等实邪痹阻，进一步导致机体阳气不煦，阴血不濡，经络损伤，心失所养，则病变由实致虚、虚实夹杂，除可发生"不荣则痛"的胸痹、心痛外，还可出现阳气虚衰或阴血不足的证候，甚至出现"亡阳"或"亡阴"的危证或猝然死亡。

就标本而言，本病属于"本虚标实"证的认识已基本趋于一致。寒邪侵袭、七情内伤、饮食失节和年老体衰等致病因素引起人体内部阴阳失调、气血失和的病理变化贯穿在冠心病的全过程，这是病之本。气属阳，血属阴，正常情况下气血阴阳保持相对平衡，"气血冲和，万病不生"。反之，则如《素问·调经论》所说："血气不和，百病乃变化而生。"可见气血失和是导致诸多疾病的原因，而对冠心病来讲，更显得尤为重要。正如现代名医秦伯未所说，冠心病的发病机制"主要是气血不利，不通则痛"，可谓一语中的。由阴阳失调、气血失和所致的气滞、血瘀、痰阻、寒凝等病理产物为病之标。如痰浊的产生是由于气机不利或气虚不运，而肺气不能宣降，肾气不能蒸腾，脾气不能运化，引起体内津液水湿的输布失常所致。痰浊既生，又可阻碍气血的运行，使气血病变进一步加重。如标本相兼、虚实转化为病之变，这种病之变便形成了冠心病最重要的病机变化，即"气虚血瘀"。周老非常重视冠心病"气虚血瘀"的病理变化，认为"气虚血瘀"是冠心病的根本所在。

（二）辨证论治的指导思想

1. 辨证抓规律：每种疾病都有其一定的发生发展规律，只有抓住这一规律，才能执简驭繁，驾驭病情。冠心病的辨证规律是什么呢？经过多年的临床实践，周老总结出"气虚血瘀"为冠心病的证治规律所在，并进行了系统深入的科学研究，使这一观点得到了充分的证实。他主持的"益气活血治疗冠心病的研究"，用益气活血之"冠心灵"（自拟方，由黄芪、葛根、丹参、山楂等组成）治疗 336 例冠心病病人，并设复方丹参组进行对照观察。结果表明，心绞痛疗效，冠心灵组显效率53%，总有效率为87%，复方丹参组显效率10%，总有效率为61%，两组具有非常显著性差异（P＜0.01）；心电图疗效，冠心灵组显效率30%，总有效率为63%，复方丹参组显效率4%，总有效率为32%，两组具有非常显著性差异（P＜0.01）；在临床症状、降压、降脂疗效方面冠心灵组也均明显优于复方丹参对照组，经统计学处理，均具有显著性差异。经一系列基础实验研究，多方面证实了益气活血之"冠心灵"不但具有明显的抗心肌缺血的作用，还对心血管、血液等多方面有良好的调节作用，提示"冠心灵"通过多方面而发挥"益气"和"活血"的功效，达到防治冠心病的作用，也证实了"益气活血"治疗冠心病的可行性和科学性。

2. 论治分虚实：冠心病的主要临床表现有虚实两方面。一是气滞、血瘀、痰阻、寒凝之实证；二是阳气虚弱和阴血不足为主的虚证。如虚实转化，或由实致虚，或由虚致实，则表现为虚实夹杂之证。一般情况下，心绞痛多表现为邪气较盛、正气未衰的实证，即使有正气不足的表现，也多与邪实的存在有关，以邪实为主，则其治疗应以祛邪为主，扶正为次，"以通为补"，使邪去而正自安；心肌梗死多表现为正气不足的虚证，即使有气滞、血瘀、痰阻、寒凝等邪实的表现，也多是由虚而致实，且已不堪攻伐，以正虚为主，治疗当以扶正为要，"以补为通"，使正足而邪自去。总之，对本病的治疗虽然有其证治规律所在，但亦不能执一法而应万变，必须根据病情的标本虚实和轻重缓急而遣方用药，方能取得满意的临床疗效。

3. 辨证结合辨病：周次清教授在辨证论治上的一个显著特点，就是中医的辨证与西医的辨病紧密结合起来，使辨证与辨病在唯物辩证法的思想基础上达到统一，兼收了中西医各自的特长，从而对疾病的认识更加全面和深刻。

辨证论治是中医理论和实践的精华所在。随着中西医结合的不断开展，在医疗实践中，除直接被患者或医生查知的症状和体征外，还有不少病理变化是只有通过辅助检查才能查知的，所以会出现"无症可辨"的情况。但无症状无体征，并不等于没有病理变化。如隐匿性冠心病患者往往没有明显的自觉症状，仅在心电图检查时发现心肌缺血，这时如果单纯进行辨证治疗，就有一定的困难，必须与辨病结合起来，才能给予正确的治疗。还有的冠心病患者临床表现不典型，如有的心绞痛患者表现为胃脘疼痛，有的还可能表现为牙痛、肩痛等，此时如仅依靠辨证，往往会被其假象所迷惑，抓不住疾病的本质，从而造成误诊和误治。在这种情况下只有结合辨病，根据心电图以及其他辅助检查才能明确诊断，使病人得到及时恰当的治疗。周老曾诊治过这样一位病人：石某某，男，56岁，一周前突发胸闷、胸痛、气喘、发热，体温38.0℃，到市某医院就诊，诊断为"肺炎"而给予青霉素治疗，经用药一周，症状不见缓解，仍胸闷、胸痛、气喘，体温37.4℃，听诊发现病人第一心音减弱，急查心电图，结果心电图示急性前间壁心肌梗死，于是马上将病人收住入院，经积极抢救，使病人转危为安。像这样的病人如果只是辨证而不结合辨病，其后果如何是可想而知的。因此，临床当中辨证结合辨病是周老一贯的指导思想。

（三）辨证论治的具体方法和内容

1. 辨全身证候：冠心病患者的全身证候，一方面是机体阴阳气血失调的表现，一方面又是局部病变在整体的反映。辨析全身证候，对正确的辨证论治具有重要的指导意义。冠心病的全身证候，一般来说主要有阳气虚衰、阴血不足以及气阴两虚三个方面。阳气虚衰者常表现为疲乏无力，汗出短气，精神疲惫，声怯懒言，畏寒肢冷，舌质淡胖，脉象虚弱或沉迟；阴血不足者常表现为眩晕心悸，心烦失眠，唇舌干燥，舌红少苔，脉象虚数无力等；气阴两虚者常表现为疲乏无力，心悸气短，烦躁失眠，口渴便干，舌红少苔，脉细数无力等。另外，由于阴阳互根、气血同源，在冠心病的发生发展过程中，也可阴病损阳，阳病损阴，从而形成阴阳两虚或气血双亏的病证。

2. 辨局部症状：冠心病除着眼于整体辨证外，其局部症状有时会上升为主要矛盾，成为影响整体的重要因素。在这种情况下，对局部症状的辨析也是非常重要的。冠心病最主要的局部症状为心前区疼痛，其疼痛发生的原因，不外本虚与标实。本虚，是由于阳气温运无力或阴血濡养不足而导致的"不荣则痛"。这种疼痛多势缓而较轻，且伴有气血阴阳虚衰相应的全身证候。标实，是脏腑经络因气滞、血瘀、痰阻、寒凝等邪实痹阻所导致的"不通则痛"。这种疼痛的特点多急骤而剧烈，并且因邪实的不同而有不同的特征。如寒凝血滞的疼痛伴有喜热畏寒，脉象沉迟弦紧；气滞血瘀的疼痛多为胸胁满闷胀痛，或疼痛彻背，或放射肩臂，脉象沉或弦；痰浊瘀阻的疼痛多为板痛、窒痛，伴胸脘痞闷，舌苔滑腻，脉象濡缓或弦滑；以血瘀为主的疼痛多痛如刀割锥刺，舌质紫暗或有瘀点、瘀斑，脉象沉涩。

3. 分型论治：对冠心病的分型论治，临床主要分为气滞、痰阻、寒凝、血瘀、气阳虚和气阴虚六种类型，分述如下。

（1）气滞

主症：多因精神刺激、情志失调而致肝气郁结或脾胃气滞。肝气郁结者，症见性情急躁或精神抑郁，胸胁胀痛或攻痛，每因精神刺激诱发或加重，舌质淡或红，苔薄白，脉沉弦；脾胃气滞者，症见胸闷胸痛，脘腹胀满或疼痛，食少纳呆，嗳气吞酸，大便失调，舌淡苔白腻，脉沉弦。

转化：若肝气郁结日久则化火，除肝郁症状外，还可出现胸中烦热或烧灼感，伴头痛头晕，面红目赤，口苦，小便黄，大便干，舌红苔薄黄，脉弦或弦数；火邪伤阴，则见口干口渴，舌红少苔而干，脉弦细而数；由于"气行则血行，气滞则血瘀"，气滞而致血瘀者，兼见唇舌青紫或舌有瘀点、瘀斑，脉沉涩。

兼症：肝气犯胃者，症见胸胁胀满，脘痞腹胀，嗳气吞酸，恶心呕吐等；肝脾不和者，症见胸胁胀痛，食少纳呆，肠鸣腹泻，舌淡苔白腻等。

治法：以调畅气机为主。

常用药物：疏肝气宜用柴胡、香附、枳壳；调中气宜用木香、厚朴、沉香。

代表方剂：主要有苏合香丸（《和剂局方》：白术、青木香、犀角（水牛角代）、香附、朱砂、诃子、白檀香、安息香、沉香、麝香、丁香、荜茇、龙脑、乳香、苏合香油）、柴胡疏肝散（《景岳全书》：柴胡、芍药、枳壳、川芎、香附、陈皮、甘草）、枳壳煮散（《济生本事方》：枳壳、川芎、桔梗、细辛、防风、葛根、甘草）、木香调气散（《和剂局方》：木香、砂仁、白豆蔻、檀香、丁香、藿香、甘草）。

方剂运用：如心绞痛发作频繁，疼痛较剧，或有恶心呕吐、手足逆冷、眩晕、昏厥等症者，多为气滞血瘀、寒热互结、湿浊内闭所致，宜用苏合香丸。但该方药多辛香、温散，易耗气伤阴，故不可久服，尤其对气阴亏虚患者，更应慎用。症状较轻者，可用越鞠丸。

肝气郁滞者，宜用柴胡疏肝散或枳壳煮散。兼血瘀者，加延胡索、郁金；气郁化火者，加栀子、黄芩；火邪伤阴者，加生地黄、百合、麦冬；肝气犯胃者，加半夏、陈皮、代赭石，或用旋覆花代赭石汤加减；肝脾不和者，加白术、茯苓、陈皮，或用逍遥散加减。

脾胃气滞者，宜用木香调气散或沉香散（《和剂局方》：香附、沉香、砂仁、甘草）。脾胃气滞，运化失司，往往造成痰湿内生，所以理中气要注意必须兼以化痰。如见痰气互结者，加半夏、陈皮、瓜蒌。

〔**病案举例**〕

林某，男，43岁，1991年11月5日就诊。胸闷、憋气、有压迫感，时有胸胁疼痛1年余。每因情志不畅或劳累则病情加重，睡眠欠佳，易急躁，时有嗳气腹胀。舌质淡红，苔薄白，脉弦。多次查心电图均示心肌缺血，ST段普遍水平下移1～2mm，T波双向、倒置。曾服用心痛定、活心丹等多种药物，效不佳。

诊断：胸痹（冠心病）。

辨证：肝郁气滞。

治法：疏肝理气为主。

处方：柴胡疏肝散加减。

柴胡20克，香附12克，白芍18克，枳实6克，川芎10克，陈皮10克，炒酸枣仁30克，葛根30克，甘草6克，水煎服，每日1剂。

治疗经过：服上方6剂，感胸闷、憋气和腹胀明显减轻，睡眠较前好转，查心电图较前略有改善。前方加细辛3克、前胡15克，又服6剂，病人感觉良好。又因劳累病人出现头晕、眼花，血压14.0/10.0kPa。以前方加黄芪30克、五味子6克，服6剂，病人自觉症状完全消失，心电图恢复至大致正常。

按：本例病人临床主要表现为胸闷、憋气、压迫感，疼痛并不明显，但心电图示心脏供血很不好，在其他医院诊治每次查心电图由于呈严重的心肌缺血状态，医生都劝其住院治疗，因病人自觉症状不严重，又加之工作忙离不开，故一直未能住院，只是服用一些中西药物，但效果不佳。经用疏肝理气之柴胡疏肝散加减治疗后，病情很快好转，心电图恢复正常。

临床还有一些心脏神经官能症的病人，自觉症状很重，往往有比较严重的胸痛或心绞痛，心电图及其他客观检查均无异常，但病人自以为得了"冠心病"便到处检查、到处治病，或服用一大堆治疗冠心病的药物，均不见效果。遇到这种情况，根据辨证常常是疏肝理气止痛的适用证，周老习用柴胡疏肝散合枳壳加减治疗，一般服用 6～10 剂，病人便疼痛消失，恢复正常，这样的病例屡见不鲜。

（2）痰阻

主症：多因忧思过度或饮食失节，脾胃失调，胸阳不宣而发病，多见于肥胖患者。症见胸闷胸痛，时缓时急，每遇阴雨天诱发或加重，常伴有头目不清，肢体倦怠，食欲不振，口淡无味，舌淡红苔白或腻，脉沉细或濡或弦滑。

转化：若脾阳虚则痰从寒化，症见胸腹冷痛，喜热畏寒，面色㿠白，大便稀，舌质淡，苔薄白或白厚、松浮剥脱；胃阳盛则痰从热化，症见胸脘灼热，泛恶欲吐，大便粘滞不爽，舌质红，苔黄腻，脉滑数。

兼症：心脾同病，则见心悸，脘痞腹胀，食少便稀，舌质青紫或有瘀斑，舌苔白腻；脾肾阳虚，则见五更泄泻，动则气喘，浮肿，舌淡苔白滑，脉沉细。

治法：以化痰泄浊为主。

常用药物：瓜蒌、半夏、茯苓、前胡、石菖蒲、薤白、白芥子。除化痰泄浊外，瓜蒌还能宽胸理气、泻热通便；半夏降逆止呕；茯苓健脾利湿；前胡宣肺降气；石菖蒲化浊开窍；薤白温散通阳；白芥子利气通络。

代表方剂：主要有瓜蒌薤白半夏汤（《金匮要略》：瓜蒌、薤白、半夏、白酒）、温胆汤（《千金方》：陈皮、半夏、茯苓、甘草、竹茹、枳实、生姜、大枣）。

方剂运用：若症见胸闷胸痛彻背、喘息咳唾、舌苔白腻、脉沉弦者，宜用瓜蒌薤白半夏汤；若胸闷胸痛、心悸、眩晕、虚烦失眠者，宜用温胆汤；若兼气虚者，加党参、白术，或用六君子汤；脾阳虚痰从寒化者，加干姜、桂枝，或用苓桂术甘汤；胃阳盛痰从热化者，加黄连、黄芩；心脾同病兼见血瘀者，加丹参、赤芍、郁金；肝脾同病，症见头痛眩晕者，加天麻、钩藤，或用半夏白术天麻汤；脾肾同病，浮肿、喘息者，加泽泻、车前子；五更泄泻者，合四神丸。

〔病案举例〕

张某，男，60 岁，1992 年 5 月 12 日就诊。患者胸闷憋气、胸痛、心悸 2 年余。体胖，头晕失眠，胃脘痞闷，大便偏稀，每日 2 次。舌质红，苔薄白微腻，脉结代。心电图示慢性冠状动脉供血不足、频发室性早搏。心率每分钟 80 次，心律不整，早搏每分钟 6 次左右。

诊断：胸痹（冠心病）。

辨证：痰浊瘀阻，心神不宁。

治法：化痰泄浊，养心安神。

处方：温胆汤加减。

半夏 12 克，茯苓 15 克，枳实 6 克，甘草 6 克，黄连 6 克，党参 30 克，葛根 30 克，炒酸枣仁 40 克，水煎服，每日 1 剂。

治疗经过：服上方 6 剂，诸症均有所减轻。因劳累又感胸闷憋气、胃脘痞闷撑胀，舌脉同前。前方加前胡 15 克、砂仁 6 克。服上药感觉良好，以此方加减化裁，至 7 月 18 日，共服药 42 剂，病人自觉症状完全消失，心律规整无早搏，心电图明显改善，属正常范围。

按：本例患者辨证属痰浊瘀阻、心神不宁，以温胆汤为基本方加减治疗。方中半夏燥湿化痰；党参、茯苓健脾化痰；枳实理气化痰；黄连清热化痰；炒酸枣仁养心安神；葛根升脾胃之清气；甘草和中。治疗本类型的病人，周老认为，痰浊是冠心病的一种标证，只出现于冠心病患者的某一阶段，不是冠心病的根本，所以化痰泄浊方药只宜暂用，不可久用。如确需较长时间服用，在处方用药上要注意适当配合理气活血通络之品。如本方有枳实理气，葛根升清，且具有良好的扩张冠状动脉的作用。本方黄连的用意有两点，一是用来清热化痰，二是黄连具有很好的治疗早搏的作用，故该病人服药后不但自觉症状消失，且早搏也很快消失，心电图恢复正常。通常情况下治疗该类病人都应用瓜蒌，因该病人大便稀，而瓜蒌有泻热通便之功，故弃而不用。

（3）寒凝

主症：多因饮食生冷或外感寒邪而诱发。症见胸痛暴发，且疼痛较剧，因阳气被寒邪所困，故发作时每见全身或局部喜热畏寒，手足逆冷，面色晦滞，舌青苔白而滑，脉象沉紧或沉弦。

转化：寒邪最易伤阳，阳气虚则形寒肢冷，胸中冷痛，面色苍白，倦怠乏力，舌质淡苔薄白，脉沉迟无力。

治法：温经散寒止痛。

常用药物：高良姜、荜茇、花椒、吴茱萸、干姜、附子、桂枝、细辛。其中干姜、附子还可补阳；桂枝、细辛有通络之效；附子、细辛且具止痛之功。

代表方剂：主要有二姜丸（《卫生宝鉴》：高良姜、干姜）、乌头赤石脂丸（《金匮要略》：蜀椒、乌头、附子、干姜、赤石脂）和附姜归桂汤（《医门法律》：附子、干姜、当归、桂枝）。

方剂运用：一般情况下多用二姜丸。阳气受困或素体阳虚，寒证较为明显者，宜用乌头赤石脂丸。寒凝血滞者，用附姜归桂汤。

〔病案举例〕

崔某，男，54 岁，1993 年 3 月 13 日就诊。患者于 2 年前发生急性前间壁心肌梗死，经治疗后好转。平时感胸痛胸闷，痛引后背，晨起或遇风寒则疼痛加重，伴失眠多梦，乏力心慌，二便正常。舌质淡，苔薄白滑，脉沉弦紧。心电图示陈旧性前间壁心肌梗死、慢性冠状动脉供血不足。心率每分钟 70 次，律整，血压 18.7/12.0kPa。

诊断：胸痹（冠心病）。

辨证：寒凝血滞。

治法：温阳散寒，活血止痛。

处方：附姜归桂汤加减。

炮附子 10 克，干姜 5 克，当归 10 克，桂枝 6 克，白芍 20 克，细辛 3 克，甘草 6 克，川芎 6 克，水煎服，每日 1 剂。

治疗经过：上方服 6 剂，效果良好，胸闷胸痛明显减轻，仍感乏力心慌，睡眠欠佳。上方加黄芪 30 克、炒酸枣仁 30 克，继服 6 剂，胸痛消失，气力增加，睡眠好转，唯感胸闷，活动后加重。后改用益气活血加宽胸理气之品继续巩固疗效。

按：本患者由于平素阳气虚弱，卫外功能不固，容易受外在寒邪的侵袭，故每遇风寒则胸痛加重。寒邪凝滞，血因寒滞，故每兼血瘀之象，治疗则用附姜归桂汤温阳散寒、活血止痛。加白芍、甘草缓急止痛；加川芎、细辛温散活血止痛。方药恰中病情，故收效迅速。待阳复寒去，改用益气活血而善后。

关于寒邪的问题，对冠心病来讲，寒邪往往只是一种诱发因素，其本质是机体的阳气虚，其治疗的关键在于温补阳气，有外寒侵袭的，则加用散寒之品。

（4）血瘀

主症：多为气滞、痰阻、寒凝等病证发展变化的结果。病程一般较长，所谓"久病入血"。症见胸痛如刀割锥刺，疼痛部位固定不移，且疼痛持续的时间较长，多在午后、夜间疼痛发作或加剧，伴有胸闷憋气，心前区紧压感，舌质紫暗或有瘀点瘀斑，脉象沉涩或结代。

兼症：心血瘀阻，多因体内脏腑气血阴阳失调所致，最为常见的原因为气虚帅血无力，不能推动血液正常运行而致心血瘀阻，即成气虚血瘀之证。临床除血瘀见症外，还兼有疲乏无力，气短自汗，活动后疼痛加剧或诱发，脉象沉涩无力。此外，心血瘀阻与气滞、痰阻、寒凝密切相关，故往往兼有气滞、痰阻或寒凝等不同的病理变化，而心血瘀阻单独存在的时候较少。

治法：活血化瘀，通脉止痛。

常用药物：瘀血较轻者，宜用丹参、川芎、赤芍；瘀血较重者，宜用桃仁、红花、莪术、大黄；疼痛较重者，则用延胡索、乳香、没药、五灵脂等活血化瘀止痛药物。

代表方剂：常用方为通窍活血汤（《医林改错》：赤芍、川芎、桃仁、红花、麝香、老葱、生姜、大枣）和血府逐瘀汤（《医林改错》：当归、生地黄、桃仁、红花、枳壳、赤芍、柴胡、甘草、桔梗、川芎、牛膝）。还有手拈散（《奇效良方》：延胡索、五灵脂、草果、没药）、拈痛丸（《奇效良方》：五灵脂、莪术、木香、当归）、胜金散（《景岳全书》：桂枝、五灵脂、延胡索、当归）、黄芪桃红饮（《医林改错》：黄芪、桃仁、红花）、益心健脑汤（自拟方：黄芪、葛根、桑寄生、丹参、川芎、生山楂）。

方剂运用：一般血瘀可用通窍活血汤或血府逐瘀汤；血瘀气滞者，宜用手拈散或拈痛丸；血瘀兼寒者，用胜金散；气虚不能行血者，用自拟益心健脑汤或黄芪桃红饮。

〔病案举例〕

1. 李某，男，62岁，1992年4月11日就诊。患者胸痛3年余。情绪波动或每到夜间胸痛发作，疼痛较剧，持续数分钟，含硝酸甘油后缓解，胸痛发作时伴有心前区压迫感，时有头晕心悸，大便偏干。舌质紫暗有瘀斑，苔薄白，脉沉涩。心电图示慢性冠状动脉供血不足，血压18.7/12.0kPa，心率每分钟80次，律整，心尖区可闻及Ⅲ级收缩期杂音，S_4。

诊断：胸痹（冠心病）。

辨证：心血瘀阻。

治法：活血化瘀止痛。

处方：血府逐瘀汤加减。

柴胡15克，枳实6克，赤芍15克，当归10克，川芎6克，桔梗6克，牛膝12克，桃仁10克，红花6克，延胡索10克，五灵脂10克，细辛3克，生地黄12克，水煎服，每日1剂。

治疗经过：上方服12剂，胸痛明显减轻，大便正常，有疲劳感。以上方去生地黄、桃仁、延胡索，加黄芪18克，又服12剂，胸痛基本消失，复查心电图有明显改善。

2. 王某，女，56岁，1992年3月10日就诊。患冠心病8年、高血压病6年。平时感胸闷、胸痛、憋气，活动后加重。1 周前因劳累而致病情加重，伴气短乏力，食欲不振，精神疲惫，睡眠多梦，时有眩晕。舌质暗红，苔薄白，脉弦。心率每分钟 86 次，律整，心尖区 III 级收缩期杂音，$A_2 > P_2$，S_4，血压 20.0/13.1kPa，心电图示慢性冠状动脉供血不足。

诊断：胸痹（冠心病）。

辨证：气虚血瘀。

治法：益气活血。

处方：益心健脑汤加减。

黄芪 30 克，葛根 30 克，桑寄生 30 克，丹参 30 克，川芎 6 克，生山楂 18 克，细辛 3 克，前胡 15 克，炒酸枣仁 30 克，水煎服，每日 1 剂。

治疗经过：以上方加减出入服用 18 剂，3 月 31 日复诊，症状消失，唯有活动后感胸闷，血压 18.0/12.0kPa，心电图恢复到正常范围。

按：冠心病患者单纯属心血瘀阻者少，而属气虚血瘀者居多。气虚血瘀患者的临床表现特征为活动后胸闷胸痛发作或加剧，病情与劳累的关系非常密切，并伴有疲乏无力、气短懒言等气虚的证候。周老在多年的临床实践中，用自拟"益心健脑汤"治疗气虚血瘀之冠心病，或用于气虚血瘀之高血压病、脑栓塞、脑血栓形成、脑动脉硬化以及心律失常、高血脂等心脑血管疾病，均取得显著的临床治疗效果，故命之为"益心健脑汤"。本方以益气活血为宗旨，方中黄芪补心肺之气，葛根升脾胃之气，桑寄生益肾气，丹参活心血，川芎行肝血，生山楂消中积。诸药配伍，益诸脏之气，活一身之血，使气旺血活，心脉得通，脑亦得养，从而达到益心健脑之功能。据现代药理研究，以上诸药均具有不同程度的扩张心脑血管、增加心脑血流量、降血脂、降血压以及抗心律失常等功能。

本方的加减应用，主要根据患者病证的变化和兼症的多少而进行。如出现畏寒肢冷等阳虚证候，则加桂枝 6 克、炮附子 10 克；出现口干、舌红少苔、大便干结等阴虚证候，则加麦冬 12 克、生何首乌 30 克；体倦神疲、气短等气虚症状明显者，加党参 30 克、五味子 6 克；血瘀气滞疼痛明显者，加延胡索 10 克、细辛 3 克、香附 12 克；胸闷憋气较重者，加瓜蒌 30 克、前胡 12 克；失眠多梦者，加炒酸枣仁 30克、夜交藤 30 克；胃脘不舒、疼痛痞闷者，去丹参。

（5）气阳虚

主症：气虚与阳虚，皆属阳气之不足。临床表现有乏力气短、精神疲惫、自汗懒言等症。但气虚无寒象，而阳虚则有畏寒肢冷、面色晦暗、脉沉迟等寒象。如气阳虚衰至极，则症见汗多、肢厥、神昏、脉象微细欲绝等阳气虚脱之象。

兼症：气阳虚不能温运血脉，可兼见心胸疼痛，唇舌青紫，脉象沉涩等。气阳不足不能运化精微和水湿，便会痰浊内生，痹阻胸阳。胸阳不展，可见胸闷脘痞；痰浊中阻，清阳不升，浊阴不降，可见恶心呕吐，大便稀薄，舌苔白腻，脉濡缓或滑。如阳虚不能制水而水湿泛滥，上凌心肺，则见心悸不宁，咳喘不得卧，小便不利，下肢水肿等。

治法：益气温阳。

常用药物：补气以人参、黄芪、甘草、黄精为主药；温阳用附子、干姜、肉桂。必要时可配熟地黄、当归、五味子以纳阳，龙骨、牡蛎以固脱。

代表方剂：主要有保元汤（《景岳全书》：人参、黄芪、甘草、肉桂）、四逆加人参汤（《伤寒论》：附子、干姜、炙甘草、人参)。

方剂运用:气虚者以保元汤为主方,阳虚者以四逆加人参汤为主方。如兼血瘀者,加丹参、川芎、赤芍;如素体阴虚或阳虚损阴者,加熟地黄、当归、五味子,或用六味回阳饮(《景岳全书》:当归、熟地黄、人参、炙甘草、制附子、炮干姜);兼痰浊中阻者,加瓜蒌、半夏、薤白;水气凌心犯肺者,加葶苈子、茯苓、车前子;阳气虚脱者,急用功专力宏之独参汤或参附汤、参附龙牡汤以回阳固脱。

〔病案举例〕

高某,男,49 岁,因急性前间壁心肌梗死、高血压病、大动脉炎于 1979 年 8 月 8 日入院治疗。患者胸痛频发,头晕头痛,左上肢有明显的凉、麻、痛感,舌质青暗有瘀斑,舌苔白滑,右脉弦紧,左手无脉。主动脉瓣区、心尖部均闻及Ⅲ级收缩期杂音,腹部闻及血管杂音。血压右上肢 24.0/9.3kPa,左上肢为 0。胸透及摄片示主动脉延伸、增宽、钙化,左心室呈靴型。心电图检查示左心室肥大、偶发室性早搏、陈旧性下壁心肌梗死、急性前间壁心肌梗死。

诊断:①胸痹(冠心病);②眩晕(高血压病);③脉痹(大动脉炎)。

辨证:阳虚寒凝血滞。

治法:温阳散寒,活血通脉。

处方:当归四逆加吴茱萸生姜汤加减。

炮附子 10 克,当归 15 克,赤芍 12 克,桂枝 6 克,细辛 3 克,吴茱萸 6 克,黄芪 30 克,葛根 30 克,丹参 20 克,甘草 6 克,水煎服,每日 1 剂。

治疗经过:服上药 18 剂后,胸痛、头痛、肢凉等症状明显减轻。仍以上方加熟地 30 克,服 24 剂,胸痛已很少发作，左上肢由苍白变红润，发凉和疼痛的感觉消失，仅时有发麻，能按到脉搏。以上方加减化裁继服 12 剂，诸症基本消失，心电图示陈旧性心肌梗死。出院带药继续予以温补。

按： 本病人患有冠心病、高血压病和大动脉炎，并多次发生心肌梗死，病症较多，病情复杂，但通过综合分析，从整体辨证，其基本病机为阳气虚弱，寒邪内侵，血脉不通而致，故用温阳散寒、活血通脉的治疗方法，服药 50 余剂，诸症大减，疗效是非常满意的。

（6）气阴虚

主症：除气虚症状外，伴有五心烦热、口干唇燥、大便干结、失眠多梦、舌红少苔、脉象细数等阴虚证候。如气虚不能摄阴，阴亏不能纳阳，可见多汗、喘促、身热、烦躁、脉象虚数无力等气阴欲脱之象。

兼症：阴虚血滞，则见胸闷、胸痛、口干漱水不欲咽、舌质绛紫无苔；阴虚热郁，则见发热、盗汗、面红目赤、大便难、小便黄、舌红脉数。

治法：益气益阴。

常用药物：常用补气药同前。常用养阴药物，心肺阴虚，用麦冬、百合、柏子仁、五味子；肝肾阴虚，则用生地黄、玄参、何首乌、枸杞子。

代表方剂：主要有生脉散（《内外伤辨惑论》：人参、麦冬、五味子）和增液汤（《温病条辨》：玄参、麦冬、生地黄）。

方剂运用：心肺气阴不足者用生脉散；肝肾阴虚者宜用增液汤。兼血瘀者加丹参、赤芍、丹皮；兼热郁者加黄连、黄柏、莲子心；阴虚阳亢者，加钩藤、生石决明；阴虚阳脱者，用回阳返本汤（《伤寒六书》：附子、干姜、炙甘草、人参、麦冬、五味子、腊茶)。

〔病案举例〕

刘某,女,51 岁,教师,1993 年 11 月 25 日就诊。胸闷憋气,时有胸痛 10 余天。活动后症状加重,伴有心慌、气短、乏力,左侧头部发木,口干失眠,大便干。舌红,苔薄白,脉沉细数。心率每分钟 96 次,律整,心电图示慢性冠状动脉供血不足、偶发室性早搏。

诊断:胸痹(冠心病)。

辨证:气阴两虚。

治法:益气养阴安神。

处方:生脉散合增液汤加减。

党参 13 克,麦冬 30 克,五味子 6 克,生地黄 30 克,玄参 30 克,甘草 6 克,炒酸枣仁 30 克,柏子仁 20 克,丹参 20 克,水煎服,每日 1 剂。

治疗经过:以上方出入服用 24 剂,胸闷憋气明显减轻,胸痛消失,气力增加,大便正常,无明显自觉症状,心电图示正常范围。

按:本例患者辨证属气阴两虚,既有心肺阴虚,又有肝肾阴虚,故生脉散与增液汤合用。兼血瘀胸痛而加入丹参活血通脉止痛。心慌失眠,加炒酸枣仁、柏子仁养心安神。辨证准确,用药精当,疗效显著。

生脉散是治疗冠心病常用的有效方剂,方中人参一般用党参代替,有条件者用人参或西洋参效果更佳。冠心病患者凡具有乏力、气短、脉象细数者,周老一般均习用生脉散加味治疗。该方亦常用来治疗心肌炎及心肌炎后遗症、快速性心律失常、风心病等其他心血管疾患,用之恰当,效如桴鼓。

（四）医案精选

1. 王某，男，65岁，干部，1998年10月26日就诊。患者冠心病史10余年，心绞痛频发，每天心绞痛发作3~5次，每次持续时间5~10分钟，于2个月前住院治疗。住院后诊断为"劳累型心绞痛"，给予心痛定、倍他乐克和中药等药物治疗，效果不佳，仍频发心绞痛，活动后发作或加重，伴胸闷、气短、乏力，食欲可，二便调，睡眠欠佳。舌质紫暗，苔薄白，脉弦涩。心率每分钟88次，律整，心尖区收缩期杂音Ⅲ级，血压18.7/12.0kPa，心电图示慢性冠状动脉供血不足。

诊断：中医：胸痹；西医：冠心病。

辨证：气虚血瘀。

治法：益气活血止痛。

处方：益心健脑汤（自拟方）合手拈散加减。

黄芪30克，葛根30克，丹参30克，川芎12克，莪术10克，延胡索15克，五灵脂12克，制没药6克，甘草6克，6剂，水煎服。

11月1日二诊：患者药后心绞痛发作次数减少，每天1~3次，疼痛程度较前减轻，仍乏力，活动后易发心绞痛，舌脉同前。上方加人参10克、炒酸枣仁30克、当归12克，6剂。

11月8日三诊：药后心绞痛基本控制，劳累后偶有心绞痛发作，持续时间1~3分钟，气力增加。复查心电图较前明显好转。前方加砂仁6克，继服6剂。

按：劳累型心绞痛临床非常常见，中医一般辨证为气虚血瘀，或气阴两虚，或阳气亏虚。本例患者属气虚血瘀。观其住院期间所服方药，多为生脉散合血府逐瘀汤加减，但疗效不明显。而用益心健脑汤合手拈散加减，益气活血止痛，取得满意的治疗效果，其中主要抓住了两点，一是益气，重用黄芪、人参，二是选用善于止痛的活血化瘀药，如延胡索、五灵脂、没药、莪术。为防该类药物伤胃，故加用砂仁以理气和胃护胃。

2. 林某，男，45岁，干部，1994年5月16日就诊。胸闷、憋气3月余。时有胸痛，劳累及工作紧张时加重，伴乏力，易急躁，头晕失眠，腹胀。舌淡红，苔薄白，脉弦细。心电图示慢性冠状动脉供血不足，血压18.7/11.3kPa。经用西药消心痛、倍他乐克等效果不佳。

诊断：中医：胸痹；西医：冠心病。

辨证：气阴两虚，心血瘀阻。

治法：益气养阴，活血通脉。

处方：生脉散加减。

党参30克，麦冬30克，五味子6克，当归10克，川芎12克，炒酸枣仁30克，丹参30克，瓜蒌30克，甘草6克，砂仁6克，6剂，水煎服。

5月23日二诊：服药平妥，药效不显。上方继服6剂。

5月30日三诊：仍胸闷憋气，时有胸痛，余症同前，自述服上药无明显效果，复查心电图示同前，无改善。

处方：柴胡12克，白芍15克，枳壳12克，川芎12克，香附12克，炒酸枣仁30克，陈皮10克，丹参30克，砂仁10克，甘草6克，6剂，水煎服。

6月5日四诊：药后胸闷憋气明显减轻，腹胀头晕消失，气力增加，舌脉同前，血压17.3/10.7kPa。上方继服6剂。

6月12日五诊：药后效果良好，胸闷、憋气、胸痛消失，无明显自觉症状，舌淡红苔薄白，脉沉。复查心电图示正常范围。

　　按：本例患者因劳累及工作紧张后胸闷憋气加重，伴头晕失眠，脉弦细，在初诊时辨证为气阴两虚，心血瘀阻，治以益气养阴，活血通脉，方用生脉散加活血通脉之品，服用12剂无明显疗效，需重新进行辨证。后根据患者易急躁、失眠、腹胀、脉弦细等表现，改用柴胡疏肝散以疏肝理气为主，药证相符，效如桴鼓，不但患者临床症状完全消失，而且心电图亦恢复正常。

　　3. 马某，男，56岁，干部，1999年9月10日就诊。

　　主诉：胸闷胸痛、背痛6年，加重月余。

　　现病史：患者冠心病史6年，时感胸闷胸痛、背痛，劳累及饱食后发作或加重，疼痛一般持续5分钟左右，含化硝酸甘油或速效救心丸可缓解。伴有腹胀，食欲不振，大便不爽，时有头晕、肢麻，体胖。舌暗红，苔黄腻，脉弦滑。

　　查心电图示电轴左偏、慢性冠状动脉供血不足。血压20.0/13.3kPa。血胆固醇9.2mmol/L。

　　诊断：胸痹（冠心病）。

　　辨证：痰热痹阻，心脉不通。

　　治法：清热化痰，宣痹通脉。

　　处方：瓜蒌薤白半夏汤合小陷胸汤加减。

　　瓜蒌30克，薤白10克，半夏9克，黄连12克，枳实12克，黄芩10克，郁金12克，丹参30克，6剂，水煎服。

　　9月18日二诊：药后胸闷、背痛减轻，腹胀消失，仍胸痛阵作，大便不爽，舌暗红苔厚腻微黄，脉弦滑，血压20.0/13.3kPa。上方加大黄9克、延胡索12克，水煎服，6剂。

9月26日三诊：药后诸症减轻，大便畅通，舌苔消退，血压18.7/12.0kPa，复查心电图较前明显好转。上方加生山楂15克、泽泻15克，水煎服，6剂。

按：该患者因痰热痹阻，心脉不通，故胸闷胸痛、背痛。初诊用瓜蒌薤白半夏汤合小陷胸汤清热化痰，宣痹通阳，加郁金、丹参活血通脉，药证相符，6剂即见效。唯通腑泻热之力不足，故复诊加入大黄加强泻热通便之力，加入延胡索以提高活血止痛之功，疗效显著。

（五）冠心病辨证论治电子计算机医理设计

为了将周次清教授辨治冠心病的经验很好地继承下来，并进一步发扬光大，发挥更大的社会效益，20世纪80年代初，我们与山东工业大学电子计算机研究所共同研制开发了"周次清辨证论治冠心病电子计算机专家系统"，其医理设计如下，从中亦可体会到周老辨治冠心病的思维方法和宝贵经验。

气 滞

1. 肝气滞

主症：胸胁胀痛或兼胸闷憋气。

或有症：（1）舌质正常；

（2）病情因精神刺激、情绪激动诱发或加重；

（3）精神抑郁；

（4）脉沉或弦或沉弦。

诊断：主症＋或有症任何2项。

【转化及兼症】

（1）血瘀：①舌质暗红或紫暗或有瘀斑瘀点；

②疼痛较重。

（2）肝火：①胸中烦热或烧灼感；

②急躁易怒；

③口苦；

④小便黄或大便干；

⑤头痛、头晕；

⑥舌边红或舌红，苔薄黄；

⑦脉弦数。

（3）肝气犯胃：①脘腹胀满或疼痛；

②嗳气；

③泛酸；

④恶心呕吐；

⑤舌苔薄白。

（4）肝脾不和：①腹胀或腹痛；

②食少纳呆；

③肠鸣腹泻；

④食后满闷；

⑤舌苔白或白腻；

⑥脉弦细或弦而无力。

兼症诊断：肝气滞条件＋各兼症中任何 2 项。

主方：柴胡 10 克，香附 12 克，枳壳 10 克，白芍 15 克，川芎 6 克，瓜蒌 20 克，细辛 3 克，甘草 6 克，3～6 剂，水煎服。

加减：

①胸胁憋闷为主者，瓜蒌用 30 克，柴胡用 12 克；胸胁胀痛为主者，枳壳用 12 克，加青皮 12 克；失眠多梦者加炒酸枣仁 10 克。

②兼血瘀——白芍改为赤芍 10 克，加丹参 20 克、红花 6 克、当归尾 10 克。

③兼肝火——柴胡用 12 克，去细辛，加黄芩 10 克、栀子 10 克、丹皮 12 克。

④肝气犯胃——加青陈皮各 6 克；嗳气加代赭石 30 克、旋覆花 10 克；恶心呕吐加半夏 12 克、生姜 6 克；泛酸加吴茱萸 3 克、黄连 6 克、煅瓦楞 30 克；腹胀加佛手 10 克。

⑤肝脾不和——腹胀或腹痛加佛手 10 克、木香 6 克；腹痛腹泻，白芍用 30 克，加白术 12 克、陈皮 6 克、防风 10 克，去瓜蒌；食少纳呆加焦三仙各 6 克。

2. 中气滞

主症：脘腹胀满或胀痛。

或有症：（1）胸闷胸痛；

　　　　（2）嗳气；

　　　　（3）吞酸；

　　　　（4）呕恶；

　　　　（5）食少；

　　　　（6）大便失调（或干或稀）；

　　　　（7）舌苔薄白或白厚、白腻；

　　　　（8）脉沉。

诊断：主症＋或有症任何 2 项。

【转化及兼症】

（1）痰浊：①舌苔白厚而腻；

　　　　　②口淡无味，不思饮食；

　　　　　③脉缓或滑。

（2）寒凝：①胸腹冷痛；

　　　　　②舌苔薄白；

　　　　③脉沉弦或沉紧。

　（3）热郁：①舌苔黄腻；

　　　　　　　②心烦失眠；

　　　　　　　③小便黄浊；

　　　　　　　④脉弦数或滑数。

　（4）食积：①恶食嗳腐；

　　　　　　　②舌苔厚或垢浊；

　　　　　　　③脉滑。

　（5）血瘀：①舌质暗红或紫暗；

　　　　　　　②胸痛；

　　　　　　　③舌质有瘀斑或瘀点；

　　　　　　　④唇舌青紫。

　　兼症诊断：中气滞条件＋各兼症中任何2项。

　　主方：木香10克，陈皮10克，厚朴6克，白豆蔻10克，砂仁6克，佛手10克，槟榔10克，3～6剂，水煎服。

　　加减：

　　①痰浊——加半夏10克、石菖蒲10克、藿香10克。

　　②寒凝——加高良姜6克、桂枝6克。

　　③热郁——加黄连6克、瓜蒌30克；失眠加炒酸枣仁30克。

　　④食积——加焦三仙各10克。

　　⑤血瘀——加川芎10克、红花6克、丹参20克。

痰　阻

　　主症：胸闷胸痛或胸闷憋气。

　　或有症：（1）舌苔白滑腻；

　　　　　　（2）病情阴雨天诱发或加重；

（3）脘痞；

（4）头目昏眩；

（5）心悸；

（6）恶心欲吐；

（7）肢体困倦；

（8）吐痰多；

（9）脉弦滑或濡缓。

诊断：主症＋或有症任何2项。

【转化及兼症】

（1）热化：①舌红苔黄腻；

②小便黄浊；

③大便干或黏滞不爽；

④脉滑数；

⑤胸脘灼热。

（2）寒化：①胸腹冷痛；

②四肢不温；

③喜热畏冷；

④大便稀；

⑤舌淡苔白滑；

⑥脉沉细或迟缓。

（3）血瘀：①舌质暗红或紫暗；

②胸痛较重；

③舌有瘀斑或瘀点；

④唇舌青紫。

兼症诊断：痰阻条件＋各兼症中任何2项。

主方：瓜蒌30克，薤白10克，半夏10克，陈皮10克，茯苓12克，石菖蒲12克，前胡12克，白芥子6克，3～6

剂，水煎服。

加减：

①热化——加黄连 6 克、黄芩 10 克。

②寒化——加干姜 6 克、桂枝 10 克；便稀去瓜蒌，加党参 30 克、白术 10 克。

③血瘀——加丹参 20 克、川芎 10 克。

寒　凝

主症：胸痛暴发，疼痛较剧。

或有症：（1）喜热畏寒；

（2）手足逆冷；

（3）因饮食生冷或外感寒邪而诱发；

（4）舌青苔白而滑；

（5）脉沉紧或沉弦。

诊断：主症＋或有症任何 2 项。

【转化及兼症】

（1）气滞：①胸胁胀痛；

②胸闷憋气。

（2）血瘀：舌青紫或有瘀斑、瘀点。

兼症诊断：寒凝条件＋各兼症条件。

主方：炮附子 10 克，桂枝 10 克，干姜 6 克，细辛 3 克，高良姜 6 克，甘草 6 克，3~6 剂，水煎服。

加减：

①气滞——加枳壳 10 克、香附 10 克。

②血瘀——加当归 10 克、川芎 12 克、红花 6 克。

血　瘀

主症：胸痛如刺，部位固定，持续时间较长。

或有症：（1）疼痛多在午后、夜间发作或加重；

　　　　（2）唇舌青紫；

　　　　（3）舌质暗红或有瘀斑、瘀点；

　　　　（4）脉沉涩或结代。

诊断：主症＋或有症任何2项。

【转化及兼症】

（1）气滞：①胸闷憋气；

　　　　　②胸腹胀满；

　　　　　③嗳气；

　　　　　④脉沉弦。

（2）痰阻：①舌苔白腻或滑腻；

　　　　　②恶心呕吐；

　　　　　③吐痰。

（3）寒凝：①胸腹冷痛；

　　　　　②畏寒肢冷；

　　　　　③遇寒冷痛重。

（4）气虚：①疲乏无力；

　　　　　②气短；

　　　　　③自汗；

　　　　　④舌淡胖有齿痕；

　　　　　⑤脉沉涩无力。

兼症诊断：血瘀条件＋各兼症中任何2项。

主方：柴胡6克，枳壳10克，桃仁10克，红花6克，当归10克，赤芍12克，川芎10克，丹参30克，延胡索10

克，甘草 6 克，桔梗 6 克，牛膝 10 克，3~6 剂，水煎服。

加减：

①气滞——加香附 12 克、佛手 10 克，去当归、丹参。

②痰浊——加瓜蒌 20 克、半夏 10 克，去当归、丹参、甘草。

③寒凝——加炮附子 10 克、桂枝 10 克、细辛 3 克，去丹参、桔梗、牛膝。

④气虚——加黄芪 30 克、党参 30 克，去枳壳、牛膝、丹参。

⑤疼痛较重——加细辛 3 克、五灵脂 10 克、炙罂粟壳 10 克，去柴胡、桔梗、牛膝、当归。

气　虚

主症：胸闷气短或胸部隐痛。

或有症：（1）乏力；

（2）自汗；

（3）劳累后病情加重或诱发；

（4）舌质淡苔薄白；

（5）脉虚弱或沉细无力。

诊断：主症＋或有症任何 2 项。

【转化及兼症】

（1）心气虚：①心悸；

②失眠多梦。

（2）脾气虚：①食欲不振；

②大便稀溏；

③舌苔白厚松浮或剥脱。

（3）肾气虚：①腰膝酸软；

②精神疲惫；

③健忘头晕；

④耳鸣耳聋；

⑤喘促气急；

⑥小便频数清长或失禁。

（4）血瘀：①胸痛较重；

②舌质紫暗或有瘀斑、瘀点；

③脉沉涩。

（5）痰浊：①恶心欲吐；

②舌苔白腻或滑腻；

③脉濡缓或滑。

（6）阴虚：①口干唇燥；

②大便干结；

③五心烦热；

④舌红少苔或舌红少津；

⑤脉细数。

（7）血虚：①面色无华；

②唇甲色淡；

③心悸失眠；

④脉细。

（8）阴虚：①畏寒肢冷；

②胸腹冷痛；

③舌淡苔白滑；

④水肿。

兼症诊断：气虚条件＋各兼症中任何2项。

主方：生黄芪 30 克，党参 30 克，葛根 30 克，桂枝 6 克，炙甘草 10 克，3～6 剂，水煎服。

加减：

①心气虚——加炒酸枣仁 30 克、柏子仁 12 克；心悸重者加生龙牡各 30 克。

②脾气虚——加白术 12 克、茯苓 12 克。

③肾气虚——加补骨脂 12 克、山茱萸 10 克、五味子 6 克；小便频数或失禁者加益智仁 12 克、桑螵蛸 10 克。

④血瘀——加川芎 6 克、红花 3 克、丹参 20 克。

⑤痰浊——加瓜蒌 30 克、半夏 10 克、石菖蒲 10 克。

⑥阴虚——加麦冬 20 克、五味子 6 克、生地黄 20 克，去桂枝；五心烦热、脉数者加黄连 6 克、栀子 6 克。

⑦血虚——加当归 10 克、阿胶（烊化）11 克；心悸失眠者加炒酸枣仁 30 克。

⑧阳虚——加炮附子 10 克，桂枝改 10 克；水肿者加泽泻 20 克、冬瓜皮 30 克、车前子（包）30 克；胸腹冷痛者加细辛 3 克。

阳　虚

主症：胸痛或胸闷紧束感。

或有症：（1）畏寒肢冷；

（2）遇寒病情发作或加重；

（3）面色苍白；

（4）舌质暗淡苔薄白；

（5）脉沉迟细弱或结代。

诊断：主症＋或有症任何 2 项。

【转化及兼症】

（1）心阳虚：①心悸；

②自汗。

（2）脾阳虚：①腹痛喜温喜按；

②大便稀溏；

③纳呆。

（3）肾阳虚：①尿少或夜尿多；

②浮肿；

③喘促；

④阳痿。

（4）脾肾阳虚：①久泻或五更泄泻；

②浮肿。

（5）心肾阳衰：①汗多；

②肢厥；

③喘急；

④水肿；

⑤脉微弱细数。

（6）血瘀：①唇舌青紫；

②心胸疼痛较重；

③脉沉涩；

④舌有瘀斑或瘀点。

（7）痰浊：①恶心呕吐；

②胸闷脘痞；

③舌苔白腻或滑腻。

（8）水气凌心犯肺：①心悸不宁；

②喘促不得平卧；

③小便不利。

兼症诊断：阳虚条件＋各兼症中任何2项。

主方：炮附子10克，干姜6克，桂枝10克，白芍15克，黄芪30克，甘草10克，党参30克，3～6剂，水煎服。

加减：

①心阳虚——心悸加炒酸枣仁 20 克；自汗加浮小麦 30 克。

②脾阳虚——加白术 12 克、茯苓 20 克，干姜改 10 克。

③肾阳虚——加补骨脂 10 克、巴戟天 10 克、仙灵脾 15 克；浮肿加泽泻 30 克。

④脾肾阳虚——加补骨脂 12 克、车前子（包）20 克、吴茱萸 6 克。

⑤心肾阳衰——炮附子改 12 克，党参换人参 12 克。

⑥血瘀——加当归 12 克、川芎 10 克。

⑦痰浊——加半夏 10 克、陈皮 6 克、瓜蒌 20 克。

⑧水气凌心犯肺——加葶苈子 15 克、车前子（包）30 克、茯苓 12 克。

阴 虚

主症：心胸隐痛，舌红少苔。

或有症：（1）五心烦热；

（2）口干唇燥；

（3）大便干结；

（4）脉细数。

诊断：主症 + 或有症任何 2 项。

【转化及兼症】

（1）心阴虚：①心悸；

②失眠多梦。

（2）胃阴虚：①口渴食少；

②舌红少津；

③干呕或呃逆。

（3）肝阴虚：①两目干涩；
　　　　　　　②眩晕；
　　　　　　　③肢麻；
　　　　　　　④筋惕肉瞤。
（4）肾阴虚：①头晕；
　　　　　　　②耳鸣；
　　　　　　　③腰酸；
　　　　　　　④遗精。
（5）阴虚内热：①低热或潮热；
　　　　　　　　②盗汗；
　　　　　　　　③颧红或面色潮红；
　　　　　　　　④舌红绛；
　　　　　　　　⑤小便黄。
（6）阴虚阳亢：①头胀头痛；
　　　　　　　　②眩晕耳鸣；
　　　　　　　　③急躁易怒；
　　　　　　　　④口苦；
　　　　　　　　⑤舌苔黄；
　　　　　　　　⑥脉弦细。
（7）阴虚阳脱：①汗多；
　　　　　　　　②肢厥；
　　　　　　　　③烦躁；
　　　　　　　　④喘促；
　　　　　　　　⑤脉疾数无力。
（8）气虚：①疲乏无力；
　　　　　　②自汗；
　　　　　　③气短。

（9）血瘀：①口干漱水不欲咽；

②舌暗红或有瘀斑、瘀点。

兼症诊断：阴虚条件＋各兼症中任何 2 项。

主方：沙参 15 克，麦冬 20 克，石斛 12 克，生地黄 20 克，玄参 20 克，葛根 20 克，五味子 6 克，3～6 剂，水煎服。

加减：

①心阴虚——加炒酸枣仁 30 克、百合 20 克。

②胃阴虚——加花粉 20 克、玉竹 15 克。

③肝阴虚——加枸杞子 12 克、白芍 30 克。

④肾阴虚——加何首乌 20 克、枸杞子 12 克、山茱萸 10 克，去沙参、石斛。

⑤阴虚内热——加知母 10 克、黄柏 6 克；低热潮热者再加青蒿 10 克、地骨皮 12 克，去石斛、五味子；盗汗重者再加黄连、黄芩各 10 克，浮小麦 30 克，去五味子、石斛、葛根。

⑥阴虚阳亢——加天麻 10 克、钩藤 20 克、生石决明 30 克，去石斛、五味子。

⑦阴虚阳脱——改用下方：人参 12 克、麦冬 20 克、五味子 10 克、炮附子 10 克、干姜 6 克、炙甘草 10 克。

⑧气虚——加黄芪 20 克、党参 20 克，去沙参、石斛。

⑨血瘀——加赤芍 10 克、丹皮 10 克、丹参 15 克。

（六）"益气活血治疗冠心病的临床和实验研究"成果介绍

周次清教授总结了自己数十年治疗冠心病的经验，自拟"冠心灵"方，于 1982 年带领有关人员开展了"益气活血治疗冠心病的临床和实验研究"。该项研究列为省科委课题，历经 4 年，于 1986 年圆满完成该课题的研究工作，取得显著的临床疗效和实验结果，经专家鉴定达到国内领先水平。该项研究成果于 1997 年获省科委科技进步二等奖。现将该项研究介绍如下。

益气活血治疗冠心病的临床和实验研究

1. 临床研究

（1）益气活血方"冠心灵"的设计与药物制备

在方药设计上，参阅了全国各地中医院治疗冠心病的有关资料，在临床研究验证的基础上，筛选了疗效确切、药源充足的药物，拟定了益气活血方药冠心灵（生黄芪、葛根、丹参、山楂等）。针对冠心病本虚标实、气虚血瘀的本质，进行了细致的临床观察。

应用剂型有两种：

①汤剂，水煎服。

②浸膏糖衣片，由烟台中药厂代为加工制作。

（2）临床观察方法

临床观察设两组：①冠心灵治疗组；②复方丹参片对照组。复方丹参片为目前治疗冠心病应用广泛、疗效较好的药物，采用单盲法，将复方丹参片重新包装，给病人服用。两组病人选择的标准、难易、轻重相同，观察项目及方法相同。

病例观察以山东中医药大学附属医院为主，为了扩大临床验证，还曾在山东省人民医院、济南军区总医院、济南市中心医院、烟台毓璜顶医院、济宁市中医院、单县中心医院、临沂中医院等七个医疗单位进行部分病例观察。各医院观察的指标、项目以及方法都做了统一的规定。

治疗方法：冠心灵汤剂，日 1 剂；片剂每次 6 ~ 8 片，日 3 次。两种剂型一般只选一种。1 个月为 1 个疗程，一般治疗 1 ~ 3 个疗程。冠心灵组 336 例，治疗 1 个疗程者 85 例（25%），2 个疗程者 176 例（52%），3 个疗程者 75 例（23%）。复方丹参片对照组，每次 4 片，每日 3 次，治疗 1 个月为 1 个疗程。治疗 1 个疗程者 15 例（30%），2 个疗程者 24 例（48%），3 个疗程者 11 例（22%）。两组疗程大致相同。

疗效观察：除对临床症状进行详细的观察外，同时把血压、血脂、心绞痛、心电图疗效作为常规观察项目。

（3）临床疗效

①症状疗效：重点观察冠心病常见 20 种症状治疗前后变化。主要症状疗效如下。

胸闷憋气：冠心灵组显效率 41%，总有效率 85%；复方丹参片组显效率 15%，总有效率 63%。

短气：冠心灵组显效率 44%，总有效率 83%；复方丹参片组显效率 14%，总有效率 56%。

乏力：冠心灵组显效率 37%，总有效率 78%；复方丹参片组显效率 18%，总有效率 43%。

每种症状，冠心灵组的疗效都显著优于复方丹参片组，统计学处理差异非常显著（P<0.01）。

②心绞痛疗效：冠心灵组显效率 53%，总有效率 87%；复方丹参片组显效率 10%，总有效率 61%。两者差异经统计学处理非常显著（P<0.01）。

③心电图疗效：冠心灵组显效率 30%，总有效率 63%；复方丹参片组显效率 4%，总有效率 32%。两者差异也非常

显著（P＜0.01）。

④高血压疗效：冠心灵组显效率53％，总有效率94％；复方丹参片组显效率13％，总有效率33％。两组相比，也具有非常显著差异（P＜0.01）。

⑤血脂疗效：高胆固醇冠心灵组显效率42％，总有效率77％；复方丹参片组显效率7％，总有效率51％。统计学处理，两组显效率具有非常显著差异（P＜0.01），两组总有效率具有显著差异（P＜0.05）。

⑥其他：在治疗中发现冠心灵亦有降低血糖、升高白细胞、增强机体免疫机能的作用。

⑦副作用及毒性：冠心灵组336例、复方丹参组50例，均未发现对血液、肝、肾的副作用及毒性。

2. 基础研究

（1）益气活血方"冠心灵"药理实验研究

曾分别用以下几种制剂作基础研究：

冠心灵AB提取液（全方）；

冠心灵A提取液（益气部分）；

冠心灵B提取液（活血部分）；

冠心灵片提取液（全方糖衣片芯）；

冠心灵A＋B（冠心灵A与冠心灵B两种提取液在临床实验时等量混匀）；

精制冠心灵提取液（全方，去鞣质，调pH为7，每毫升含生药1克。以上六种均以水提酒沉法制备，不含吐温。前五种每毫升含生药1克）；

冠心灵煎剂（全方水煎过滤浓缩，每毫升含生药2.28克）；

冠心灵混悬液（全方糖衣片芯研磨，加生理盐水，滤渣)。

1）常压耐缺氧实验

冠心灵的五种提取液均显著提高小鼠常压耐缺氧能力。按存活时间延长率的高低排列，依次为：冠心灵 B、冠心灵 AB、冠心灵 A＋B、心得安、冠心灵 A、冠心灵片。

冠心灵的五种提取液对异丙肾上腺素所致缺氧耐力降低都有显著保护作用。按存活时间延长率的高低排列，依次为：冠心灵 AB、冠心灵 B、冠心灵 A＋B、冠心灵 A、心得安、冠心灵片。

冠心灵混悬液灌胃亦增强耐缺氧能力。

2）对家兔实验性急性心肌缺血的影响

冠心灵 AB 提取液预防性给药，显著对抗脑垂体后叶素所致缺血性 T 波升高和 ST 段抬高，提示冠心灵对此种急性心肌缺血有显著保护作用。

3）对鹌鹑实验性高脂血症的影响

冠心灵煎剂灌胃，显著抑制高胆固醇高脂肪膳食诱发的鹌鹑实验性高胆固醇血症和高甘油三酯血症，并同时增加 α－脂蛋白的相对百分比含量，降低 β＋前 β 脂蛋白的相对百分比含量，因而提示具有抗动脉粥样硬化和防治冠心病的作用。

4）对结扎冠状动脉所致犬实验性心肌缺血的影响

①精制冠心灵提取液对结扎冠脉所致犬实验性急性心肌缺血有预防性保护作用，给药后 30～90 分钟可显著减轻缺血损伤程度，给药后 60～90 分钟可显著减小缺血损伤范围。

②精制冠心灵提取液对结扎冠脉所致犬实验性急性心肌缺血有显著治疗作用，从给药后即刻开始，减小缺血范围的作用持续到 20 分钟，减轻缺血程度的作用持续到 15 分钟。

5）对麻醉犬心脏血流动力学和心肌耗氧量的影响

①对结扎冠脉所致急性心肌缺血犬心脏血流动力学的影响

精制冠心灵提取液（2 克/千克体重）可使心率减慢、血压下降、心肌耗氧指数下降、冠脉阻力下降、心输出量减少、左室作功指数减少、总外周血管阻力下降、冠脉血流量在给药过程中短暂增加，对心搏出量影响不大。

②对健康麻醉犬心脏血流动力学及心肌耗氧量的影响

精制冠心灵提取液可使心率减慢、血压降低、左室收缩压降低、左室压力变化速率最大值减少、左室作功指数减少、总外周血管阻力降低、冠脉阻力降低；给药时冠状动脉血流量短暂增加，后随着血压显著下降，冠脉流量也有短暂的轻度减少，心输出量短暂轻度下降，心搏出量变化不大。冠心灵降低心肌耗氧量，降低心肌耗氧指数，对心肌氧利用率影响不大。冠心灵两个剂量组（1 克/千克或 2 克/千克体重）作用基本一致。在给药后 1～15 分钟对某些指标的影响，可看出量效关系。大剂量组似更有利于保护缺血心肌。

6）对小鼠心肌营养性血流量的影响

用 86Rb 测定的方法研究，结果提示，冠心灵虽然对于健康小鼠心肌营养性血流量无显著影响，但在垂体后叶素所致心肌缺血的情况下冠心灵混悬液灌胃预防性给药，却能显著增加心肌缺血动物的心肌营养性血流量。

7）对 6-K-PGF$_1\alpha$ 及 TXB$_2$ 的影响

应用放射免疫测定技术所测结果显示，冠心灵混悬液连续灌胃可显著提高动物血浆中 6-K-PGF$_1\alpha$ 的水平，对 TXB$_2$ 影响不显著，TXB$_2$/6-K-PGF$_1\alpha$ 比值虽有下降，但无统计学意义，提示冠心灵可能通过升高血浆 PGI$_2$ 的含量，促使

$TXB_2/6-K-PGF_1\alpha$ 比值降低，而对防治冠心病发挥作用。

8）对血液流变学指标的影响

冠心灵混悬液灌胃可使家兔全血比粘度和血沉非常显著地降低，表明冠心灵具有减黏、解聚作用，有利于发挥"活血"作用，而防治冠心病。

9）其他作用

冠心灵混悬液连续灌胃 15 天，对健康大鼠血压无显著影响。

以小鼠做异戊巴比妥钠阈下催眠剂量法实验，表明冠心灵的五种提取液都具有镇静作用，其中以冠心灵 AB、冠心灵 A + B、冠心灵 A 作用更强，冠心灵 B 次之，再次之为冠心灵片。

以小鼠做醋酸溶液刺激法实验，表明冠心灵的五种提取液都有一定的镇痛作用，其中以冠心灵 B 及冠心灵 AB、冠心灵 A + B 作用更强。

（2）益气活血方"冠心灵片"的毒性测定

1）急性毒性测定

灌胃、腹腔注射、尾静脉注射，因给药途径容量及药物浓度所限，均未能求出冠心灵的半数致死量。灌胃给药的最大耐受量大于成人服用量的 120 倍。

2）亚急性毒性测定

以成人剂量的 15 ~ 22 倍的冠心灵混悬液，连续给家兔和大鼠灌胃 15 天，未见动物异常表现，心、肝、肾等组织肉眼所见及镜检血象均无异常，病理组织学镜下检查亦未见药物所致组织器质性改变。

综上所述，一系列基础实验研究从多方面证实了冠心灵抗心肌缺血的作用，证明了冠心灵对心血管、血液等多方面的良好调节作用，提示本益气活血复方通过多方面发挥"益气"和"活血"的作用而防治冠心病，同时证明冠心灵片对动物所呈现的毒性极小，连续口服也是安全的。基础研究提示，本方防治冠心病的机理可能有以下几方面：

①降低心肌及其他重要脏器对氧的消耗，增强机体耐缺氧能力；

②负性变时性和负性变力性效应，可降低心肌对氧和能量的消耗；

③增加心肌营养性血流量，改善心肌的微循环；

④减轻室壁张力和对室壁的压力，改善心内膜下血流灌注及侧支循环；

⑤降低左室后负荷，有利于提高缺血心肌的效率并维持其正常功能；

⑥降低冠脉阻力，改善冠脉循环；

⑦升高血浆 PGI_2 的水平，促使 $TXB_2/6\text{-}K\text{-}PGF_1\alpha$ 比值降低，而有利于血管舒张、抑制血小板聚集、减少血栓形成等；

⑧降低血清总胆固醇和甘油三酯，增加 $\alpha\text{-}$脂蛋白的相对含量，而防治动脉粥样硬化；

⑨降低血液的粘滞性和聚集性，有利于改善重要脏器的血液灌注。

（七）经验方介绍

益心健脑汤

组成：黄芪 30～60 克，葛根 15～30 克，桑寄生 15～30克，丹参 20～40 克，生山楂 9～15 克，川芎 6～9 克。

用法：水煎服，每日 1 剂。

功用：益气活血，养心健脑。

主治：气虚血瘀之冠心病、高血压病、脑栓塞、脑血栓形成、脑动脉硬化以及心律失常、高脂血症等心脑血管疾病。

加减运用：如出现畏寒肢冷，加桂枝 6 克、炮附子 9 克；出现口干、舌红少苔、大便干结等阴虚证，加麦冬 12 克、生何首乌 15 克；体倦、神疲、气短等气虚证明显者，加党参 30 克、五味子 6 克；血瘀气滞疼痛明显者，加香附 12 克、延胡索 9 克；失眠多梦者，加炒酸枣仁 15 克、夜交藤 30 克。

本方在用量上可根据病情适当调整。如气虚明显者，补气药黄芪、葛根、桑寄生可加大用量，活血药丹参、川芎、生山楂减少用量；如久病体弱或初病患者，可先从小量开始，逐渐加大剂量。总之，要使药物主次分明，剂量适中，才能取得满意的临床疗效。

急性心肌梗死

急性心肌梗死是一种死亡率较高的疾病，但随着中西医结合的开展，其死亡率显著降低。现将治疗急性心肌梗死的方法和体会介绍如下。

（一）对病因病机的认识

急性心肌梗死患者大多有过度劳累、情绪波动、暴饮暴食或受寒着凉等诱发因素。从中医学的病因学来看，这些因素不仅是心肌梗死的诱发因素，也是动脉硬化和冠心病的致病原因。在日常生活中，如因长期精神刺激、饮食失调、房室劳倦以及年老体衰，会直接或间接地影响人体阴阳、气血、脏腑、经络的功能，从而产生痰阻、寒凝、气滞、血瘀等病变，痹阻心脉，发生"不通则痛"的胸痹、心痛。心肌梗死前综合征和心肌梗死后短时间的剧烈的疼痛，多属这种情况。如果实邪痹阻进而导致阳气不煦，阴血不濡，经络损伤，心失所养，除可发生"不荣则痛"的"卒心痛"外，同时可出现阳气虚衰或阴血不足的证候，甚至出现"亡阴"、"亡阳"的危证或"阴气竭、阳气亡，故卒然痛死不知人"的猝死。

总之，致病因素引起人体内部阴阳失调、气血失和的病理变化贯穿在冠心病心肌梗死的全过程，这是病之本；由阴阳失调所致的痰浊、寒凝、气滞、血瘀为病之标；标本相兼，虚实转化，为病之变。

（二）临床辨证

1. 全身证候：主要表现为阳气虚衰或阴血不足。虚证在急性心肌梗死的疾病中普遍存在，只是轻重程度不同。心肌梗死患者能够在急性期安然度过，往往与阴阳的协调、气血的冲和有密切关系，所以临床要善于把握阴阳的盛衰，辨析气血的逆从。

（1）气阳虚衰：气虚与阳虚皆属阳气的不足，临床共有症状为疲乏无力、汗出气短、精神疲惫、懒言音低、舌质淡胖、脉象虚弱等。但阳虚有寒象，气虚则无寒象。另外，如气虚不能行血，可见唇舌瘀暗、脉象沉涩等血瘀证候；阳虚不能化湿，可见胸闷脘痞、恶心呕吐等痰浊壅阻的现象；如阳衰水泛，凌心犯肺，可见心悸、怔忡、喘咳不得卧；阳衰不能化水，可见尿少、尿闭、身半以下水肿；如果阳气虚衰至严重程度，可见大汗淋漓、呼吸短促、四肢厥逆、神识昏糊、脉象微弱急疾等阳气欲脱的危候。

（2）阴血不足：阴虚与血虚皆属阴液之不足，临床共有症状为消瘦、眩晕、目糊、心烦、失眠、脉象虚数无力。阴虚则伴有热象，血虚则伴有气虚的证候。另外，阴虚血涩可见胸痛、胸闷、舌绛无苔、口干漱水不欲咽等症；阴虚生内热可见发热、盗汗、大便干结、小便赤涩、舌质红赤等症；如阴衰不能涵阳，可见汗出如珠、神情烦躁、身热肢厥、喘促怔忡、舌红口干、脉象疾数无力等阴衰阳脱的危候。

阴阳气血在生理上互为其根、生发同源。在心肌梗死的过程中，往往阴病损阳、阳病损阴，形成阴阳两虚或气血双亏的病变。

2. 疼痛：疼痛为心肌梗死最早出现、最为突出的症状，发生的原因不外"本虚"与"标实"。本虚，是因阳气温运无力，阴血濡养不足而导致的"脉涩则血虚，血虚则痛"。标实，是因脏腑经络寒凝、气滞、痰阻、血瘀等邪实的壅阻而发生的"胸中气塞"，"污血冲心而痛极"。寒凝血滞的疼痛，疼痛急剧，喜热畏冷，面色苍白，舌质暗淡，脉象沉迟弦紧；气滞血瘀的疼痛，胸胁满闷胀痛或疼痛彻背或放射肩臂，舌苔正常，脉沉或弦；痰浊瘀阻的疼痛，胸中痞闷或板痛，舌苔滑腻，脉象濡缓；血瘀气滞的疼痛，痛如锥针刺其心，舌质瘀暗，面色青晦，脉象沉涩。虚证的疼痛，伴有阳气虚或阴血不足的证候，正如《金匮翼》中所说："病久气虚血损，及素作劳、羸弱之人患心痛者，皆虚痛也。"

一般情况下，实证的疼痛多急骤而较剧；虚证的疼痛多缓慢而较轻，部分年老体弱患者常无疼痛的感觉；虚实夹杂的疼痛介于二者之间。心肌梗死前的疼痛多实，心肌梗死后急性期的疼痛多虚实夹杂，急性期已过的疼痛多属虚证。

3. 恶心呕吐：也是急性心肌梗死常见的症状。病因多由寒凝、痰阻、气滞、血瘀等邪实的痹阻影响脾胃升降、三焦气机通利所致。脾失升运，除恶心呕吐外，常有胸闷、腹胀、腹泻；胃失和降，除有恶心呕吐外，还可见到嗳气、呃逆等胃气上逆的证候。

4. 发热：通常在急性心梗后第二日开始，一般为低热。发热的原因大多为"阴虚生内热"，部分病人是由气、血、痰、食"郁而生热"，亦有少数病人属气虚所致的"阳虚发热"。

5. 并发症：心肌梗死常见的并发症有心律失常、心力衰竭和心源性休克，三者可互为因果，彼此影响，成为急性心肌梗死死亡的主要原因。从中医学的观点来看，三大并发症发生的主要原因是"得之脏气乖违，或真元衰惫"，所以前人有"不即治乃至于死"的告诫。

（1）心律失常：主要由于体内阴阳的偏盛偏衰，或气血的供需失调，"营卫俱虚，脉来结代"，"或因气滞，或因血凝，或因痰停，或因食壅，或外因六气，内因七情，皆能阻其运行之机而为促也。如止数渐稀则病痊，如止数渐增则病剧"（《诊家枢要》）。

①快速性心律失常：阴虚或阳盛皆可引发快速性心律失常。阴虚则脉象细数，伴有口干咽燥、舌红少苔、便干尿少的虚证；阳盛则脉象滑数或动滑，伴有口渴引饮、舌红苔黄、便秘尿赤的实证。若气阴俱虚或痰热互结，皆可出现快速而不规整的心律，前者脉象细数疾促，伴有气短乏力、心

悸失眠、舌红光干无苔的虚象，后者脉象滑数促，伴有烦躁不安、胸闷脘痞、恶心呕吐、舌苔黄滑的实象。

②缓慢性心律失常：阳虚或阴盛皆可出现缓慢性心律失常。阳虚则脉象沉迟无力，伴有畏寒肢冷、气短乏力、舌质淡、苔薄白的虚寒证；阴盛则脉象弦迟有力，伴有胸中冷痛、舌苔白滑的实寒证。若阴阳俱虚或寒凝血滞，皆可出现迟缓而不规整的心律，前者脉象弱而结代，伴有阴阳两虚、气血不足的虚证，后者脉象弦紧而结代，伴有疼痛、脉涩、痞闷、舌苔白滑的实证。

（2）心力衰竭：主要由于阳气虚衰所致。如肾阳虚衰，水气上逆，凌心犯肺，则见心悸、怔忡、咳嗽气喘不得卧的左心衰竭；心肾阳衰，水湿不化，"肝藏之血，心不行之"，则见下肢水肿和肝脏瘀血肿大的右心衰竭。

（3）心源性休克：急性心肌梗死，如由阴液的不足发展至阴液的耗竭，或从阳气的不足发展至阳气的衰亡，使"阴无所从，阳无所附"，则可发生"亡阴""亡阳""阴阳离决"的心源性休克。但必须认识到亡阴不是阳气未衰，亡阳也不是阴液未耗，只是病变的主次和轻重程度不同。

总之，急性心肌梗死在发展变化的过程中，虽有各种不同的临床征象，但总不外乎正邪相搏、阴阳失调、虚实转化的病理反映。临床辨证要善于从外知内、见症知病，把握疾病的本质，治疗时才能做到既有针对性，又有预见性。

（三）治疗方法

急性心肌梗死的病变，可以是整体变化的原因，又可以是整体变化的结果，它既可以促成整体的变化，又可以是整体变化的损害。因此，对急性心肌梗死的治疗，需要通过整体治疗局部，从局部调节整体。

1. 扶正固本，调整阴阳：急性心肌梗死病情危重，并发症多，死亡率高，其主要原因在于人体内部"阴平阳秘"的生理环境被破坏，而代之以"阴阳相错"，甚至"阴阳离决"的病理状态。所以，中医治疗急性心肌梗死的根本方法是扶正固本、调整阴阳。

（1）益气温阳　阳气是人体生命活动的根本，故《内经》中有"阴阳之要，阳秘乃固"，"阳精所降其夭"的记载，历代医家亦有"气聚则形生，气散则形死"的论述。所以益气温阳是治疗心肌梗死、挽救危亡的首要方法。

气虚，用《景岳全书》保元汤（人参、黄芪、肉桂、甘草）；阳虚，用《景岳全书》四味回阳饮（人参、炙甘草、制附子、炮干姜）；阳虚阴损，用《景岳全书》六味回阳饮（当归、熟地黄、人参、炙甘草、制附子、炮干姜）；阳虚血瘀，用《医林改错》急救回阳饮（人参、白术、甘草、附子、干姜、桃仁、红花）；阳虚浊痹，宜用王旭高加味苓桂术甘汤（茯苓、桂枝、白术、甘草、瓜蒌、薤白、半夏、陈皮、干姜）。一般情况，每日1剂，水煎300毫升，分2次口服。如病情危重，每日2剂，分4次口服。

（2）益气养阴　心肌梗死出现阴虚，不同于热邪灼伤阴津，有"气因精（阴精）而虚者"，亦有"精因气而虚者"，所以心肌梗死的阴虚往往与气虚同时存在。有的即使表现以阴虚为主，治疗时亦需益气化阴、阳药行津的资助。

上焦心肺气阴不足，用《景岳全书》生脉散（人参、麦冬、五味子）或五味子汤（人参、黄芪、甘草、五味子、麦冬）；下焦肝肾亏损用自制补肾健心方（熟地黄、制何首乌、枸杞子、制附子、肉桂、补骨脂、黄芪、党参、炙甘草）或《景岳全书》大补元煎（人参、甘草、熟地黄、山药、山茱萸、杜仲、枸杞子、当归）。对气阴不足的治疗，急则宜补心肺，缓则宜益肝肾。急则日服2剂，缓则每日1剂。

单纯补阴补阳，一般用于抢救危重的阴衰和阳脱，如果病情缓解，为了补偏纠弊，必须遵循"阴中求阳，阳中求阴"和阴阳双补的原则，促使机体自身"阳生阴长"的修复作用。

2. 对症治疗，顾护整体：在心肌梗死中，有些症状往往是整体变化的原因，因而对症治疗也是为了顾护整体。

（1）疼痛　剧烈的疼痛，不仅使患者难以忍受，而且常是引起休克、室颤的主要原因。所以解除病人的疼痛，是当务之急。

①以通为补　适用于邪实较盛、正虚尚不严重，或正虚的原因是由于邪实的存在。如寒凝血滞，用自制心痛散（高良姜、白芷、细辛、延胡索、冰片）或用《医门法律》附姜归桂汤（附子、干姜、桂枝、当归）或《圣济总录》桂心散（桂枝、吴茱萸、芍药、当归）；气滞血瘀，用自制舒心灵（香附、青皮、木香、川芎、赤芍、延胡索）或《医宗必读》手拈散（延胡索、五灵脂、草果、没药）或《奇效良方》拈痛丸（五灵脂、当归、莪术、木香）；血瘀气滞，用《医林改错》通窍活血汤（赤芍、川芎、桃仁、红花、老葱、鲜姜、红枣、麝香）或血府逐瘀汤（当归、生地黄、桃仁、红花、枳壳、赤芍、柴胡、甘草、桔梗、川芎、牛膝）。

②通补兼施　用于气虚血少所致的疼痛。气虚血滞者，用《医林改错》补阳还五汤（黄芪、当归、川芎、桃仁、

红花、赤芍、地龙）；阴虚血涩者，用《疡医大全》托里定痛散（熟地黄、当归、白芍、川芎、乳香、没药、罂粟壳）。

使用"以通为补"的方法，服至疼痛缓解后应改为"通补兼施"。应用"通补兼施"的方法，服至疼痛基本消失，应改为益气养血、扶正固本的方法。

（2）恶心呕吐　常为气血痹阻的一种兼症，所以在治疗恶心呕吐的同时，亦能通络止痛。如寒凝浊逆，宜用《伤寒论》吴茱萸汤（吴茱萸、人参、大枣、生姜）；如痰浊内阻，"气冲偏左，厥逆欲呕"，宜用《临症指南医案》辛以通之的方法（半夏、茯苓、干姜、代赭石、旋覆花）。

（3）发热　阴虚发热，用《温病条辨》增液汤（玄参、生地黄、麦冬）加白薇、青蒿、地骨皮；郁而生热，用《丹溪心法》越鞠丸（苍术、栀子、香附、川芎、神曲）加黄连、青黛；气虚发热，用保元汤加柴胡、白术、当归。如属外邪内侵，宜用辛凉解表、清热解毒的方法暂行处理。

（4）心律失常

①快速性心律失常　快速而规整：证属阴虚阳亢者，宜用《温病条辨》三甲复脉汤（生鳖甲、生牡蛎、龟板、白芍、阿胶、生地黄、麦冬、火麻仁、炙甘草）育阴潜阳；属阴虚火旺者，用《景岳全书》二阴煎（生地黄、麦冬、酸枣仁、玄参、茯神、木通、黄连、生甘草）滋阴泻火。快速而不规整：证属气阴俱虚，脉象细数而促，用《温病条辨》大定风珠（白芍、阿胶、生龟板、生地黄、火麻仁、五味子、生牡蛎、麦冬、炙甘草、鸡子黄、鳖甲）加人参，以育阴纳阳、益气固脱；属痰火郁结，脉象滑数而促，方用《杂病源流犀烛》金铂镇心丸（胆南星、朱砂、琥珀、天竺黄、牛黄、雄黄、珍珠、麝香、薄荷）豁痰泻火、镇心定悸。

②缓慢性心律失常　缓慢而规整：阳虚者，用自制复律汤（附子、干姜、当归、桂枝、人参、甘草、麻黄）或用《医门法律》附姜归桂参草汤（附子、干姜、当归、桂枝、人参、炙甘草）；阴盛者，用《伤寒论》麻黄附子细辛汤（麻黄、附子、细辛）。缓慢而不规整：阴阳俱虚，脉结代者，宜用《伤寒论》炙甘草汤（炙甘草、桂枝、生姜、党参、麦冬、生地黄、火麻仁、阿胶、大枣）或用自制调律一号方（黄芪、党参、甘草、桂枝、当归、白芍）；寒凝血滞，脉结代者，用《伤寒论》当归四逆加吴茱萸生姜汤（当归、白芍、桂枝、细辛、炙甘草、通草、吴茱萸、生姜、大枣）。

（5）心力衰竭　左心衰竭，水气凌心犯肺，用《伤寒六书》回阳救急汤（附子、干姜、肉桂、人参、白术、茯苓、半夏、陈皮、甘草、五味子、麝香）；右心衰竭，水不温化，用《伤寒论》真武汤（附子、茯苓、白术、白芍、生姜）合五苓散（桂枝、泽泻、白术、猪苓、茯苓）。一般情况扶正祛邪、标本兼治。如痰涎壅盛，水湿内停，则应以治标为主，固本为次；如阳气欲脱，急须固本，缓时治标。

（6）心源性休克　阳气欲脱，用参附龙骨牡蛎救逆汤（人参、熟附子、龙骨、牡蛎）；阴气消亡，用生脉散；阴阳俱衰，用《伤寒六书》回阳返本汤（附子、干姜、炙甘草、人参、麦冬、五味子、腊茶）。治疗脱证，法贵功专力宏，切忌药多方杂，贻误病机。

（四）病案举例

1. 石某，男，56岁，住院号23345。

病历摘要：患者于1979年11月12日因心前区剧烈疼痛而入院。伴有头晕心慌，气短乏力，面色青灰，舌质暗红，苔薄黄而干，脉细数。血压 25.3/14.7kPa，白细胞 11.6×19^9/L，中性 0.82。心电图诊断：急性心内膜下心肌梗死、左室肥大、频发室性早搏。中医诊断：卒心痛。辨证：气阴两虚，瘀血阻滞。

治疗经过：入院后服用生脉散合手拈散，3 剂后疼痛明显减轻，病情稳定。在治疗过程中患者因情绪激动，突然出现面色苍白、大汗淋漓、四肢厥逆、脉象微细欲绝等阴衰阳脱的危象，心率每分钟 105 次，血压 8.0/5.3kPa。用间羟胺静脉点滴，血压回升至 10.7/8.0kPa。在滴注的 3 天中，一旦减慢滴速，血压即随之下降。中药改用回阳返本汤，服 1 剂，面色红润，服 2 剂，血压回升至 16.0/10.7kPa。停用间羟胺，继服上方，血压维持在 20.0/12.0kPa 左右。改用大补元煎治疗，补肾精益肾气。住院 60 天，症状消失，心电图明显改善后出院。

按：患者当时出现的脱证，不同于高热大汗、暴吐暴泻所致的阳随阴脱，而是"真阴失守，孤阳无根，气散于外，而精夺于内"的阳气浮越。当时的病情是"精血不能速生，元气所当急固"，回阳返本汤的用意就在于此。

2. 孙某，男，54 岁，住院号 2883。

病历摘要：患者于 1979 年 11 月 22 日凌晨突然胸痛彻背、汗出淋漓、四肢厥冷，上午 8 点入院。入院后仍胸痛，汗多肢冷，疲乏无力，气短心悸，舌质暗红，苔薄黄不润，脉细数无力。血压 10.7/6.7kPa，心率每分钟 104 次。心电图诊断：急性高侧壁、广泛前壁心肌梗死。中医诊断：厥心痛。辨证：阳气虚衰，心血瘀阻。

治疗经过：入院后用生脉散加当归、三七粉益气养阴，活络止痛。在治疗过程中，患者一度出现心慌憋气、唇舌青

紫、咳吐痰涎、喘咳不能平卧、脉象疾数无力。心率每分钟
124 次，出现奔马律、室性早搏。两肺底有湿啰音。使用西
地兰、速尿等药物抢救 4 天，心衰未能纠正。改用中药五味
子汤合真武汤，每日 1 剂，服至 2 剂，症状明显好转，心率
每分钟 96 次，奔马律消失，心衰纠正，病情稳定。继用益
阴扶阳的方法调理，治疗月余，症状基本消失，心电图明显
改善后出院。

按：使用生脉散治疗急性心肌梗死，虽为常用的治疗方
法，但必须掌握适应范围。如果疾病由阴损及阳，或服用生
脉散时间过久，往往呈现"滋阴生津有余，益气扶阳不足"
的弊病。本例在用生脉散治疗中，阴虚症状虽有改善，但乏
力、神疲症状有所加重。在继续服药过程中，进而出现脉
促、心悸等气阳虚衰的心力衰竭，这是不难理解的。后改用
益气温阳为主的治疗方法，而使心衰很快得以纠正，正说明
"阴阳之要，阳密乃固"的重要。

3. 高某，男，49 岁，住院号 22835。

病历摘要：患者因患高血压、大动脉炎、冠心病（急性
前间壁心肌梗死），在某医院治疗 28 天，症状缓解出院。出
院后第二天，胸痛复发，于 1979 年 8 月 8 日入院。患者胸
痛频发，头晕头痛，左上肢有明显的凉、麻、痛感，舌质青
暗有瘀斑，苔白滑，右脉弦紧，左手无脉。主动脉瓣听诊区
及心尖区均闻及Ⅲ级收缩期杂音，腹部亦闻及血管杂音。血
压右上肢 24.0/9.3kPa，左上肢为 0。胸部 X 光示：主动脉
延伸、增宽、钙化，左心缘呈靴型。心电图诊断：左室肥
大、偶发室性早搏、急性前壁心肌梗死、陈旧性下壁心肌梗
死。中医诊断：①寒厥心痛；②脉痹。辨证：寒凝血脉。

治疗经过：入院后用温阳散寒、活血通脉的方法，方以

当归四逆加吴茱萸生姜汤为主，每日 1 剂。3 周后，胸痛、头痛、肢凉等症状明显减轻。继服 4 周，胸痛很少发作，左上肢由苍白变红润，无凉痛感，时有发麻，能按到脉搏。继服 2 周，诸症基本消失，心电图示陈旧性心肌梗死。出院时带以阳和汤为主配制的丸药，继续予以温补通脉。

按：病人患有高血压、冠心病、大动脉炎，曾多次发生心肌梗死，从总的病因来看，皆因"寒气入经而稽迟，泣而不行……客于脉中则气不通"的症结未能彻底解决，故用温经散寒、活血通脉的治疗方法，诸症皆减，说明了中医治病"诸症求诸于身""治病必求其本"的重要意义。

4. 赵某，男，40 岁，住院号 26765。

病历摘要：患者 10 天前发生胸痛，在当地医院诊断为肺部感染，心电图示冠状动脉供血不足，治疗效果不明显。来我院门诊查心电图为急性前间壁心肌梗死、心肌缺血，于 1981 年 5 月 22 日入院。患者感胸痛，胸闷不适，心慌气短，头晕自汗，舌质暗有瘀斑，苔薄白，脉虚弱，血压 12.0/8.0kPa。中医诊断：真心痛。辨证：气虚血瘀。

治疗经过：入院后用五味子汤加丹参、红花，益气养阴，活血化瘀，每日 1 剂。1 周后胸痛消失，心慌气短明显好转。继服上方，住院 13 天，症状完全消失，心电图示亚急性前间壁心肌梗死。病人要求带药出院，1 个月后随访，已参加农田劳动，一切良好。

（五）临床体会

1. 调整阴阳、扶正祛邪是治疗心肌梗死的中心环节　急性心肌梗死发生发展的过程，是阴阳失调、正邪相搏的过程，所以治疗急性心肌梗死的关键，在于抓住"调整阴阳"

"扶正祛邪"这个中心环节。扶正，是调动人体自身调节能力，加强修复力；祛邪，是消除体内不利因素，限制破坏力的发展。调整阴阳与扶正祛邪是相辅相成的，"邪之生也，或生于阴或生于阳"，所以调整阴阳不仅是促进机体修复、预防再发心肌梗死的重要措施，也是稳定机体内在环境、防止并发症、"不治已乱，治未乱"的上策。

另外，调整阴阳不仅为治疗冠心病心肌梗死的有效方法，而且对高血压、高血脂、糖尿病等冠心病危险因素的治疗亦有显著效果。可见，补偏纠弊、调整阴阳，不仅能有效地治疗心肌梗死，而且能防微杜渐，预防心肌梗死的发生。

2. 剂型改革是开展中医急诊的重要手段　为了更好地发挥中医中药治疗急症的有效作用，剂型改革必须跟上去，但剂型改革要从实际出发。以往中医治疗急症，一般是用汤剂或散剂，改革剂型不能专重针剂，也不能认为口服有效的方药改制针剂会更有效，必须根据中医传统剂型、辨证特点与临床疗效进行剂型改革，使之能够更好地发挥中药疗效，促进中医理论的发展。总之，剂型改革是开展中医急诊的重要手段，但不能脱离中医中药的特点，否则，不但无益，反而有害。

3. 中医中药的整理提高是开展急诊的重要途径　中医处方，是通过临床辨证，从邪、正、证、因、药等分析归纳论治的结果。由于中医对人体机能活动有独特的认识，许多中药的疗效是通过调整脏腑机能而发生的。如果采用科学的方法阐明方药的作用及对人体的影响，则可据此推测脏腑机能的实质，例如明确养阴、扶阳、理气、活血的作用，可以间接推测阴阳的物质基础和气滞、血瘀的病理机制。这不仅对急症能够做到合理的处理，而且有助于中医基本理论的阐发，以适应中医急诊的开展。

高血压病

（一）全面认识高血压病的病因病机

高血压病属中医学"眩晕""头痛"的范畴。对本病的认识，早在《素问·至真要大论》中就有"诸风掉眩，皆属于肝"，《灵枢·海论》有"髓海不足，则脑转耳鸣，胫酸眩冒"，《灵枢·卫气》有"上虚则眩"的记载。继《内经》之后，历代医家不断进行探索和总结，使中医对眩晕的认识更加丰富和充实，逐渐趋于条理和系统化。如唐·孙思邈《千金要方》首先提出风、热、痰致眩的论点；金·刘完素主张眩晕的病因病机应从"火"立论；元·朱丹溪更力倡"无痰不作眩"之说；明、清两代对眩晕的论述日臻完善，张景岳特别强调因虚而致眩，认为"无虚不能作眩"，"眩运一证，虚者居其八九，而兼火兼痰者，不过十中一二耳"；陈修园则在风、痰、虚之外，又加上"火"，从而把眩晕的病因病机概括为"风、火、痰、虚"四字；此外，明·虞抟提出"血瘀致眩"的论点，也值得重视。综合历代各家论述，结合近代的认识和高血压病的发生发展规律，周老认为高血压病的病因病机可归纳为肝的阴阳失调、脾的升降失司、肾的阴阳虚损三个方面。

1. 肝的阴阳失调：如长期的精神紧张或恼怒忧思，以致肝失疏泄，便可出现"肝气郁结"；肝气郁结，久而化火，又可形成"肝火上炎"；火邪耗阴伤津，从而出现"阴虚阳亢"；如肝阳升动无制，即可演变为"肝风内动"。这一系列的病理变化，均可导致本病的发生和发展。

2. 脾的升降失司：恣食肥甘厚腻或饮酒过度，损伤脾胃，脾失健运，湿浊壅遏，聚湿成痰，痰浊中阻，升降失司，气机逆乱，上扰清窍，或湿浊久蕴化火，火灼津液成痰，挟肝风上犯清窍，从而出现眩晕、头痛等症。

3. 肾的阴阳虚损：劳伤过度或年老肾亏，则可出现"上气不足""髓海空虚"，而致眩晕、头痛。肾藏五脏之精气，肾虚具体又有肾气虚、肾阳虚和肾阴虚之分。由于脏腑相关，在本病中肝、脾、肾三脏的关系最为密切。肾阴不足，肝失所养，则可出现"肝阳上亢"；水亏不能济火，又可导致"心肾不交"；肾阳虚衰不能温煦脾阳，可导致脾失健运、湿痰内生。这些错综复杂的种种变化，均可出现在高血压病的病程中。

就一般的情况而言，高血压病初期大多始于肝，进而影响到脾，最后归结于肾。本病属"阴虚阳亢"者为多，是本病中医辨证的一般规律，但不能将高血压病与"阴虚阳亢"等同起来，必须全面正确地认识高血压病的病因病机。

（二）高血压病的治疗应以调肝、益肾、理脾为大法

对于本病的辨证论治，一般多从肝、脾、肾入手，这是中医学长期临床经验的总结，是行之有效的。但在临床实践中能否正确地进行辨证论治则有一定的难度，一般偏重于从降低血压的机制出发，例如对治疗高血压有效方药的研究和筛选，均以动脉血压作为判断疗效标准的指标。这一出发点，使其思路受到现代医学理论体系的束缚，脱离了中医辨证论治的精髓，难免陷入"头痛医头，脚痛医脚"的被动局

面。中医治疗高血压病，不能只着眼于降低血压上，其着重点应在于调整机体阴阳的平衡，即所谓"谨守病机，各司其属，疏其血气，令其条达，而致和平"，以期从根本上解除高血压病发生发展的内在原因。所以对本病的治疗必须从整体观念出发，具体治疗方法主要从调肝、益肾、理脾入手。

1. 调肝

肝主疏泄，为风木之脏，相火内寄，体阴而用阳，阴常不足，阳常有余。肝的这些生理特点，往往是它本身阴阳失调、虚实转化的病理基础，是形成肝气郁结、肝火上炎、肝阳上亢、肝风内动等病理改变的主要根据。

（1）肝气郁结

病因：多在高血压病的初期，因精神刺激、情志抑郁，使肝失疏泄、气机不利而致。

辨证：在临床表现上，主要有气血失调和情志异常两方面的改变。前者如头重、头痛、头晕、头目不清、胸闷胁痛、腹胀嗳气、疲乏无力、脉象沉弦等；后者如面容憔悴、精神不振、抑郁不欢、多疑善虑、梦多易惊等。

若气郁化火则见口苦烦躁，小便黄，大便秘等；气滞血瘀则见胸胁刺痛固定不移，舌质青紫、瘀斑、瘀点等；肝郁抑脾则见纳呆便稀，舌苔白腻；肝气犯胃则见嗳气吞酸，恶心呕吐等。

治法：疏肝理气，佐以活血解郁。

选药：疏肝解郁宜用柴胡、薄荷、苏梗、橘叶等；理气解郁宜用枳壳、青皮、陈皮、佛手、川楝子等；活血解郁宜用当归、川芎、芍药、玫瑰花等。

用方：柴胡疏肝散、逍遥散皆可加减应用。常用自拟"调肝降压汤"。

方中柴胡之升，用治高血压病是否得当？这与配伍和用量有关。一般用于"升阳"需和补气药同用，而且量小，如补中益气汤、升阳益胃汤中之柴胡；用于"清解"多与清热药同用，且量大，如大、小柴胡汤，柴葛解肌汤等；如果用于"疏肝解郁"，要和理气活血药同用，而量取中等。这里用其疏解，不取其"升"，故有利而无弊。

如气郁化火，可酌加丹皮、栀子、黄芩、大黄；气滞血瘀宜选用桃仁、红花、丹参；肝脾同病，加白术、茯苓、半夏；肝胃不和，加吴茱萸、黄连、瓦楞子、代赭石。

调肝降压汤组成：柴胡、佛手、栀子、丹皮、菊花、钩藤。

（2）肝火上炎

病因：一为气郁化火；二为肝阳疏泄太过，木火内生。

辨证：肝火上炎的主要表现为头痛、头热、头胀、头晕、面红目赤、急躁易怒、耳鸣耳聋、口苦咽干、舌红苔黄、脉弦数等。

肝火过旺，往往灼及血分，出现鼻衄、失血、舌质红等症；肝火劫阴，则见五心烦热、目涩眼干、潮热盗汗、舌红少苔、脉弦细而数；肝火犯胃，则有剧烈头痛、恶心呕吐、大便秘结；肝火扰心，则见心烦少寐、心悸不宁等。

治法：清肝泻火，佐以滋阴柔肝。

选药：辛苦轻清，宜用菊花、桑叶、夏枯草、苦丁茶、柴胡、青蒿等；苦寒泻火，宜用黄芩、栀子、龙胆草、青黛、大黄、芦荟等。

用方：龙胆泻肝汤、泻青丸都是常用方剂。

热灼血分，除应重用生地黄、栀子、黄芩外，可加丹皮、赤芍、白茅根；肝火劫阴可加玄参、桑寄生、旱莲草、女贞子；肝火犯胃宜加代赭石、竹茹、大黄、芒硝；肝火扰心，宜加黄连、莲子心。

（3）肝阳上亢

病因：有的始于肝阳有余，损及肝肾之阴，亦有的先由肝肾阴亏，发展到阴虚不能制阳，不论从哪一方面开始，其发展结果，皆可成为本虚标实、阴虚阳亢的病证。

辨证：肝阳上亢和肝火上炎，是两种截然不同的病理改变。前者是肝阴相对偏衰，属虚证；后者是肝阳绝对偏盛，属实证。所以肝阳上亢的临床特点既有肝阳上亢上实的现象，又有肝肾阴虚下虚的表现。上实如头痛眩晕，耳鸣耳聋，面热升火，眼花目涩；下虚如腰膝酸软，两足无力，大便干燥，月经后期、量少、闭经、绝经等。

由于肝阳上亢与肝肾阴虚的程度不同，因而在临床表现上亦有区别。有的以阳亢为主而兼有阴虚，有的则以阴虚为主而兼有阳亢，也有的阴虚与阳亢并重。一般来讲，偏于阳亢者多由肝火发展而来，症状以头痛、面红、烦躁、苔黄、脉弦数等上实的表现较为突出，其病变重心在肝，故亦称为"肝阴虚肝阳亢"；偏于阴虚者多由肾虚发展而来，症状以腰膝酸软、舌红少苔、脉象细数等下虚的表现为主，其病变重心在肾，故亦称为"肾阳虚肝阳亢"。如果阴虚阳亢的表现均较明显，表明肝肾损害的程度均较为严重，常为肝风内动或中风的先兆，临床要提高警惕。另外，如果见有心悸不宁、心烦不寐，则为水亏不能制火的表现。

治法：滋阴潜阳。在具体运用上要根据病情权衡主次。如阳亢重、阴虚轻，则应潜阳为主，滋阴为次，同时可在潜阳药中佐以苦寒泻火抑制肝阳；如阴虚重、阳亢轻，则应滋阴为主，潜阳为次，同时要肝肾同补以纳肝阳；如阴虚阳亢并重，在处方用药的质量上亦应滋、潜并重。

选药：滋阴药，肺胃阴虚者，宜用甘寒生津的沙参、麦冬、石斛、花粉等；肝阴虚者，宜用味薄质轻的桑寄生、杜仲、旱莲草、女贞子、白蒺藜，佐以酸甘化阴的白芍、五味子、乌梅、木瓜、甘草等；肾阴虚者，宜用味厚质重的地黄、鹿角胶、龟板胶、阿胶，以及润燥的黑芝麻、火麻仁等。潜阳药：植物类，具有潜阳、清热、息风作用，如天麻、钩藤、菊花、桑叶、白蒺藜等；贝壳类，具有潜阳降逆、镇心安神作用，如牡蛎、石决明、珍珠母、龙骨、龙齿等；介甲类，具有潜阳、滋阴、息风作用，如龟板、鳖甲、玳瑁等；矿石类，具有潜阳、镇逆、平冲作用，如磁石镇肝肾治耳聋，代赭石镇胃逆止呕吐。

用方：常用方如天麻钩藤饮、三甲复脉汤、建瓴汤等。

阳亢重、阴虚轻者，宜用天麻钩藤饮；阴虚重、阳亢轻者，宜用三甲复脉汤；阴虚与阳亢并重者则用建瓴汤。其他如张伯龙的潜阳滋降法、秦伯未的镇静气浮法，以及杞菊地黄丸、桑麻丸等皆为润阴潜阳而设，临证可酌情选用。

（4）肝风内动

病因：一是肝阳过亢，肝疏泄太过，火化而风动；二是肝肾阴液过于亏耗，肝阳升动无制，阳动而风生。前者风从火化，故称实风；后者风因虚动，故称虚风。

辨证：肝风内动，因病变部位在肝，临床上具有"风胜则动""风性善行而数变"的特点，故称"肝风"。为了区别于外来六淫之风，所以又叫"内风"或"类风"。

实风，病因火极生风，所以在病变过程中不但气分火胜，而且血分亦热，不仅肝阳升动无制，而且其他脏腑之气血往往亦并走于上。因此，在临床表现上不仅见到剧烈头痛、眩晕、肢麻、颈项强硬、烦躁不安、手足抽搐、舌红苔黄、脉象弦数等一派肝经风火上动的证候，同时亦可见到恶心呕吐、心悸不宁等肝火犯胃、木火扰心等脏腑同病的现象，甚至出现突然昏倒、肢体偏瘫、痰涎壅盛、不省人事的中风证。

虚风，病由阴虚不能制阳。这种病变在临床上不仅见到头痛眩晕、唇舌发麻、视物模糊、头摇肢颤、手足麻木、筋惕肉瞤、舌红少苔、脉弦细而数等一派阴虚阳浮的现象，同时亦可见到泛恶欲吐、心悸失眠等胃心兼病的证候。这种情况，往往亦是中风的先兆。

治法：实证，治以凉肝息风；虚证，宜用育阴摄纳、敛阳息风；虚实并见，宜用滋阴潜阳、镇肝息风；病情严重者，可暂用搜风通络、镇肝息风的方法。

选药：凉肝息风用羚羊角、钩藤、菊花、桑叶、蝉蜕；镇肝息风宜用代赭石、磁石、龙齿、牡蛎、珍珠母；敛阳息风如山茱萸、五味子、芍药、木瓜、乌梅；镇痉息风如全蝎、蜈蚣、僵蚕、地龙、蝉蜕；育阴潜阳药见"肝阳上亢"。

用方：实风，宜用羚羊钩藤汤；虚风，宜用大定风珠；虚实兼见，宜用镇肝息风汤。如见痉厥、抽风、偏麻、震颤、口眼㖞斜等症，可暂用镇痉搜风法，方如镇痉散。

2. 益肾

高血压病的辨证论治大多以调肝为主。如果患者年高病久，而肝的症状并不明显，这时应依据"上气不足，脑为之不满"、"无虚不作眩"的病机，从益肾入手。

病因：肾虚，可因先天禀赋不足或后天劳损过度而致，尤其到了"年四十而阴气自半也，起居衰矣"的年龄，高血压病的发病率则逐渐增高。肾为阴阳之根，诸脏之本，特别与心肝的关系更为密切。这不仅表现在肾阴不足时会导致心肝的阴阳失调，而心肝阴阳失调延久不复，亦常累及肾阴，出现阴虚阳亢的病证。

辨证：肾阴阳失调引起的高血压病，不外肾阴虚、肾阳虚和肾阴阳两虚（又称肾气虚）。肾气虚在临床上既见不到阴虚的热象，又见不到阳虚的寒象，只能见到肾气虚衰的一些证候，如头晕头痛、耳鸣耳聋、记忆力减退、倦怠嗜睡、极易疲惫、既不耐冷又不耐热、发白或发脱、牙齿浮动早脱、腰膝酸软、头重脚轻、尿频遗尿、夜尿多、月经过少、闭经或绝经、脉象虚弱等。

若肾阴不足，除上述症状外，可见口干、目涩、唇燥、便秘等肾液亏乏的现象。如阴虚火旺，同时可见五心烦热、面色潮红、火升盗汗、舌红少苔、脉象细数等症。另外，可因水亏不能制火或阴虚不能涵木，出现心悸失眠、烦躁易怒等阴虚阳亢、心肾或肝肾同病的证候。

若肾阳偏衰，在肾气虚的病证中又可见到畏寒肢冷、面色㿠白、大便稀薄、小便清长、舌淡苔白、脉象沉迟细弱等症。此外，肾阳虚衰，亦可累及心阳不振、脾阳式微，出现水气凌心、水湿泛滥的心悸不宁、喘促、水肿等症。

治法：肾虚，宜补阴益阳，化生肾气。偏于阴虚者，宜育阴涵阳；阴虚火旺者，可暂用泻有余、补不足，"壮水之主以制阳光"的滋阴降火法。偏于阳虚者，宜用扶阳配阴法；阳虚阴盛者，可暂用壮火制阴，"益火之源以消阴翳"的方法。

选药：壮火药如附子、肉桂；温补药如仙茅、仙灵脾、补骨脂、杜仲、续断等；育阴涵阳药如巴戟天、肉苁蓉、锁阳、熟地黄、山茱萸、鹿角胶、菟丝子等。

用方：肾虚者，宜用金匮肾气丸加减，意在"阳化气，阴成形"、"阳生阴长"、阴阳平补以化生肾气。用自拟"益肾降压汤"，亦可用大补元煎补益肾气。偏于阴虚者，宜用左归丸加减，意取"阳中求阴""补中有化"。如见阴虚火旺者，可暂用知柏地黄丸泻其有余、补其不足。偏于阳虚者，宜用右归丸加减，意在"阴中求阳""化中寓补"。如阳虚阴盛、水湿不化，可用真武汤益火制阴。

益肾降压汤组成：桑寄生、女贞子、牛膝、仙灵脾、炒杜仲、泽泻。

3. 理脾

病因：高血压病的头痛眩晕，有的与脾胃失和、湿痰中阻有一定的关系。而导致脾胃失和的原因，除由"饮食失节，脾胃乃伤"的直接原因外，大多由于木郁抑土，肝气横逆，或肾阳不能温化所致。

辨证：脾胃失和、湿痰中阻的主要症状有头目昏蒙，头重如裹，胸闷脘痞，少食纳呆，泛恶欲吐，肢倦嗜睡，大便不实，口甜，舌淡苔白滑润或厚腻，脉象细缓、弦滑等。如肝脾同病，除上述症状外，又有明显的头痛、急躁、脉弦等现象；脾肾同病可见水肿、喘促、肢体颤抖、筋惕肉瞤、站立不稳、五更泄泻、舌淡苔白、脉沉迟弦细等症。

治法：健脾和胃，祛湿豁痰。兼有肝实者，加以镇肝息风；并有肾虚者，合以温阳化水。

选药：健脾豁痰如白术、茯苓、半夏、天南星；补阳息风药见前。

用方：脾胃不和、痰热中阻者，方宜温胆汤加减。肝脾不和、湿痰中阻者，宜半夏白术天麻汤加减。脾肾同病、水湿不化者，宜真武汤加减。其他如蒲辅周先生治高血压病用真武汤加桑寄生、狗脊、杜仲、党参、龙骨、牡蛎,秦伯未先生用真武汤加细辛、枸杞子、陈皮、生姜、天麻,都是温肾益阴、调理肝脾的范例。

(三) 老年高血压病的治疗经验

中医治疗高血压病的基本方法如滋阴潜阳、凉肝息风,常用方剂镇肝息风汤、天麻钩藤饮等,在临床都有一定疗效,但用于治疗老年高血压病,效果则不够理想。因为老年高血压大多是随着年龄的增长、脏腑阴阳气血的衰退而逐渐增高,同时在一个人的身上往往有多种病症,因此治疗老年高血压病,如果单从肝阴肝阳着手,不从整体虚衰的情况来考虑,常常是治疗上失败的主要原因。经过多年的临床实践,周老认为,治疗老年高血压病的有效方法,是补益气血、燮理阴阳的整体疗法。有时即便出现实证,也是因虚而致实的本虚标实证,在治疗上也必须采用以补为通或通补兼施的治疗方法。常用治疗老年高血压病的有效方法有两个:

1. 益气养血,升降阴阳——自制八物降压汤

黄芪15～30克,党参12～15克,黄精9～12克,葛根15～30克,五味子3～6克,当归9～12克,何首乌15～30克,玄参12～15克。

本方适用于头晕乏力,目涩耳鸣,四肢麻木,大便干,小便频,或口干少津,脉象浮弦或稍数。这类患者或兼有糖尿病,血压多数收缩压偏高,脉压增大,一日内血压波动较大,夏季血压高于冬季。也有的患者,血压较高,而头痛、眩晕等高血压的症状并不明显。

若少寐多梦、心悸心烦、血压波动较大者,加炒酸枣仁15～30克、夜交藤30克;头痛明显、血压波动不大、收缩压与舒张压均增高，或伴有胸闷、胸痛、冠心病心绞痛者，去何首乌、玄参，加丹参、生山楂、瓜蒌各 15～30 克。

2. 平补阴阳，化生肾气——济生肾气丸作汤剂

熟地黄 9～15 克，山茱萸 6～9 克，山药 9～15 克，泽泻 9～15 克，丹皮 6～12 克，肉桂 3～6 克，炮附子 6～9 克，车前子 9～15 克，牛膝 9～12 克。

本方适用于年龄较大、高血压时间较长者。患者多表现为头晕，耳鸣耳聋，心悸健忘，身倦神疲，少寐或嗜睡，下肢浮肿，大便难，小便频或不利，既不耐寒又不耐热，而且在用药时稍偏于阴，则出现腹痛腹泻、食欲不振，稍偏于阳，则出现口干咽燥、大便秘结等。这类病人可兼糖尿病、高血压心脏病，多数人收缩压与舒张压均高，或收缩压明显增高而舒张压较低。亦有的患者血压很高，但无自觉症状，用西药降压后反而出现眩晕、乏力、周身不适的感觉，这些现象都是使用济生肾气丸很好的指征。

若嗜睡明显者，加人参 9 克、五味子 6 克；耳鸣耳聋加葛根 30 克、石菖蒲 9 克；少寐多梦加炒酸枣仁 15 克、夜交藤 30 克；小便频数加益智仁 9 克、桑螵蛸 15 克；偏于阴虚，烘热汗出，血压波动幅度较大，去肉桂、附子，加知母 9 克、黄柏 6 克、炒酸枣仁 15 克；偏于阳虚，下肢浮肿，四肢凉，心悸喘促，小便不利，或收缩压与舒张压均明显增高，血压波动幅度不大，冬季高于夏季，去丹皮，增附子、肉桂、车前子、泽泻用量，酌加葶苈子、巴戟天、仙灵脾。

对老年高血压用药，要从小量开始，逐渐加大。在服药过程中，只要患者无不良反应，不要轻易改方换法，长期服用始见后效。中药治疗老年高血压，大多数先有症状改善，然后随着继续服药，血压才得以逐渐下降。

曾治一患者，刘某，女，64 岁，高血压病 10 余年。平时感眩晕、头痛，血压持续在 24.0 ~ 26.7/14.7 ~ 17.3kPa 左右。心电图示偶发性房性早搏、室性早搏呈二联律、心肌缺血。长期服用镇肝息风汤、天麻钩藤饮以及多种降压西药，疗效不显。后来根据肾气虚衰的证候，给予济生肾气丸作汤剂，服用半年后，全身症状改善，房早、室早消失，血压始终维持在 20.0/12.7kPa 左右。

（四）高血压病不等于肝阳上亢

由于中、西医学术的相互影响，辨证与辨病的结合，有人常把中西医两种不同的病证等同起来，把高血压病当作肝阳上亢。高血压病的主要表现为头痛、头晕，而肝阳上亢的常见症状也是头痛、头晕，二者有相同点，但也有不同点，二者之间决不能划等号。

其一，肝阳上亢可为高血压病的一种类型，但高血压病不一定都是肝阳上亢，而肝阳上亢也不一定就是高血压病。阳亢与血压升高的表现虽同，但阴阳失调的本质有异。肝肾阴虚、肝阳上亢，在高血压病中固然多见，而肾水亏、心火旺在高血压病中亦常发生，尤其多见于青壮年女性患者。

李某，女，42 岁，高血压病 4 年。血压一般持续在 19.5/13.3kPa 左右，临床表现为头胀，头晕耳鸣，面红，口干苦，头汗多，心烦心悸，健忘，失眠多梦，月经先期量多，大便干，小便黄，舌红苔薄黄，脉弦数。先后用滋阴潜阳、凉肝息风的天麻钩藤饮、镇肝息风汤治疗 3 周，效果不明显。后来以心烦心悸、失眠多梦为主症，水亏火旺、心肾不交为病因，用黄连阿胶汤加炒酸枣仁、夜交藤，服用 3 剂，症状明显减轻，血压始降。继服 12 剂，症状消失，血压恢复正常。

其二，阳虚阴乘在高血压病中并非少见。尤其是年老体衰者，由于肾阳不足，脾阳不运，清阳不升，阴寒痰湿上乘所致的头痛、眩晕，在高血压病中屡见不鲜。

孙某，男，54岁，患高血压病12年。血压一般为23.4/15.6kPa，身高体胖，头晕头胀，面红目赤，多汗畏冷，心烦健忘，口干苦不欲饮，左侧上下肢麻木，下肢浮肿，夜尿清频，舌苔白厚，脉沉细缓。当时考虑，高血压多从肝治，头晕面红目赤又是肝阳上亢之象，给以镇肝息风汤和建瓴汤皆不见效。又根据患者体胖、苔厚、脉细缓而改用半夏白术天麻汤，症状亦不见好转，血压始终不降。最后判定，面红目赤、口干苦，阳亢是假，畏寒、下肢浮肿、夜尿清频、口不渴，阴寒是真，试用真武汤加肉桂、泽泻、车前子。6剂后面色由红赤变为苍黄，目睛不红，血压下降。自觉服药舒适，继服30余剂，症状消失，血压降至19.5/11.7kPa。

其三，高血压病不一定都有头痛、头晕。属于阴阳两虚或阳亢日久的患者，血压往往较高，而临床症状常不明显，或仅有耳鸣、健忘、记忆力减退。例如某校一位女外语教师，20多年血压一直在28.6/16.9kPa，经各医院检查，均未发现异常病变，平时无任何不适的感觉，如果血压降至23.4/14.3kPa以下，反而出现头晕眼花、神疲体倦、卧床不能工作。这类病人，大多始于"阴虚阳亢"，病变日久，机体本身"阳化气、阴成形"，"阳生阴长"，由偏而盛，自身调整达到相对"阴平阳秘"，因而血压虽高，临床症状并不明显。对这类病证的防治，张景岳有很好的经验，他说"阴根于阳，阳根于阴，凡病有不可正治者，当从阳以引阴，从阴以引阳，各求其属而衰之。"其治疗应首先考虑左归丸。

其四，血压不高，可见阴虚阳亢的病证。人体在正常情况下，阴阳消长是保持相对平衡的，如果"阴平阳秘"的生理关系被破坏，就会产生阴阳偏盛偏衰的病理现象。倘若病变属于阴阳两虚而偏阴虚者，其临床症状往往比较明显，而血压升高的现象常不显著。

宋某，男，64岁，基础血压一般在16.9/9.6kPa，心梗后血压一直维持在14.3/8.5kPa。临床表现为经常口干，乏力，心慌气短，失眠多梦，腰膝酸软，大便干，小便黄，时有头胀，舌红苔薄白，脉沉细数。辨证为气阴两虚。方药偏于人参、五味子、炙甘草补气，血压便升至16.9/10.4kPa，病人即有明显的头胀、头晕、头痛、恶心等肝阳上亢的症状；偏于生地黄、何首乌、麦冬滋阴，即出现腹痛、便溏等阳虚阴寒的症状。最后归结于阴阳两虚偏于阴虚，用左归丸加减而收功。患者虽临床表现为阴虚阳亢，但其血压并不高。

总之，从中医的学术观点来看，高血压病的发生发展主要与脏腑阴阳失调、制约关系失常有关，决不能把高血压病和肝阳上亢等同起来。如果在高血压病的辨证中只重视阴虚阳亢的发生，而忽略阳虚阴盛的变化，把滋阴潜阳、凉肝息风作为治疗高血压病的唯一方法，这样在施治中往往会得出"中医治疗高血压病效果不好"，或"中医只能改善症状，不能降低血压"的错误观点。这种观点主要是由于脱离了阴阳辨证的基本规律，单纯把肝阳上亢作为高血压病的病机来认识所造成的。

（五）医案精选

1. 王某，男，62 岁，干部，1981 年 11 月 23 日就诊。

病史摘要：患者高血压病史 20 余年，平时感头晕目眩，肢体麻木，面部潮红，失眠健忘，腰酸耳鸣，下肢时有轻度水肿，大便稀，每日 1～2 次，舌淡红苔白，脉沉弦。

平时血压一般在 24.0/14.7kPa 左右，经常服用复方降压片和心痛定等药物，血压不稳定。近 3 个月来服用中药治疗，辗转几家医院和诸多医生，所服方药不外天麻钩藤饮、镇肝息风汤和杞菊地黄汤之类，效果不佳。

查血压 25.3/14.7kPa，心电图示电轴左倾。

诊断：眩晕（高血压病）。

辨证：肾气亏虚。

治法：补益肾气。

处方：自拟益肾降压汤加减。

桑寄生 30 克，女贞子 12 克，牛膝 30 克，仙灵脾 30 克，炒杜仲 12 克，泽泻 30 克，炒酸枣仁 30 克，天麻 12 克，水煎服。

12 月 8 日二诊：服用上药 14 剂，感头晕肢麻、腰酸耳鸣减轻，仍失眠健忘，大便稀，晨起即便，舌脉同前，测血压 22.7/13.3kPa。考虑患者有"五更泄"之虞，以上方合四神丸，加补骨脂 12 克、吴茱萸 5 克、肉豆蔻 12 克、五味子 6 克，水煎服。

12 月 24 日三诊：服用上方 14 剂，感觉良好，诸症明显减轻，"五更泄"痊愈，舌淡苔白，脉弦，查血压 18.7/11.3kPa。嘱原方继服 10 剂，以巩固疗效。

按：该患者属顽固性高血压病患者，病程长，血压比较难降，且不稳定。从患者临床表现来看，主要以肾虚为主，故用天麻钩藤饮、镇肝息风汤等滋阴潜阳方药无效。而用杞菊地黄丸滋补肾阴为何亦无效？因本患者为肾阴阳两虚，且以肾阳虚偏重，故单纯滋补肾阴同样罔效。后改用"益肾降压汤"治疗，补益肾气，阴阳双补，取得一定疗效，但温补肾阳之力不足，故效果不甚理想，继则合用温补脾肾之"四神丸"，加强温补之力，诸症痊愈，血压下降。因而临床处方用药一定要知常达变。

2. 李某，女，43岁，工人，1992年5月14日就诊。

主诉：头痛头晕2年，加重5天。

现病史：患者2年前出现头痛头晕，失眠多梦，烦躁易怒，劳累及情志刺激后头痛头晕加重，伴胸闷、腹胀、嗳气。平时血压一般在18.7/12.0kPa左右，间断服用复方罗布麻、复方降压片等药物，5天前因生气而致病情加重。舌尖红，苔薄黄，脉弦。

血压：20.0/13.3kPa。

诊断：头痛（高血压病）。

辨证：肝气郁滞，肝阳上亢。

治法：疏肝理气，平肝潜阳。

处方：自拟调肝降压汤加减。

柴胡12克，栀子12克，丹皮12克，佛手10克，钩藤30克，菊花10克，炒酸枣仁30克，黄芩10克，水煎服。

5月22日二诊：服上方6剂，头痛头晕明显减轻，睡眠好转，仍感胸闷、腹胀、嗳气，舌淡红苔薄白，脉弦，血压17.3/12.0kPa。以上方加枳壳10克、砂仁6克，水煎服。

5月29日三诊：服上方6剂，诸症均减，感口渴，大便偏干，舌脉同前，血压17.3/11.3kPa。上方加麦冬15克、生地黄20克，继服6剂。

按：该例病人平时血压偏高，因情志刺激而致病情加重，出现头痛头晕、烦躁易怒、失眠多梦、脉弦等肝阳上亢和胸闷、腹胀、嗳气等肝气郁滞犯胃的表现，故在治疗上不能只着眼于"肝阳上亢"而忽略了"肝气郁滞"，否则不会取得好的治疗效果。"调肝降压汤"主以"疏肝气、清肝热、平肝阳"，是治疗该类病人的理想方药。

（六）经验方介绍

八味降压汤

组成：何首乌15克，白芍12克，当归9克，川芎5克，炒杜仲18克，黄芪30克，黄柏6克，钩藤30克。

用法：水煎服，每日1剂。

功用：益气养血，滋阴降火。

主治：凡表现为阴血亏虚，有头痛眩晕、神疲乏力、耳鸣心悸等症的原发性高血压病、肾性高血压病以及更年期综合征、心脏神经官能症等，均可用本方治疗。

加减运用：伴失眠烦躁者，加炒酸枣仁30克、夜交藤30克、栀子9克；便稀苔腻、手足肿胀者，加半夏9克、白术12克、泽泻30克；大便干燥，加生地黄30克、仙灵脾18克；上热下寒、舌红口干、面热足冷，加黄连5克、肉桂5克。

调肝降压汤

组成：柴胡9～15克，佛手6～10克，炒栀子6～10克，丹皮9～12克，菊花9～12克，钩藤15～30克。

用法：水煎服，每日 1 剂。

功用：疏肝解郁，清肝泻火，平肝潜阳。

主治：用于肝气郁结、肝郁化火、肝阳上亢之高血压病。症见头痛头胀、烦躁失眠、面红目赤、口苦咽干、腹胀胁痛、舌红苔白或薄黄、脉弦等。

加减：口渴咽干者，加知母、麦冬；大便秘结者，加生地黄、玄参；胁痛者，加香附、枳壳、赤芍；失眠心烦者，加炒酸枣仁、夜交藤。

益肾降压汤

组成：桑寄生 15～30 克，女贞子 9～15 克，怀牛膝 15～30 克，炒杜仲 9～15 克，泽泻 9～30 克，仙灵脾 9～30 克。

用法：水煎服，每日 1 剂。

功用：补肾强腰，益髓生精。

主治：用于肾气亏虚之高血压病。症见头晕耳鸣、腰膝酸软、记忆力减退、不耐寒热、舌淡苔薄白、脉沉弦细等。

加减：头痛头胀者，加钩藤、菊花；大便秘结者，加生地黄、熟地黄、何首乌、玄参；心烦口渴者，加知母、黄柏；畏寒肢冷者，加炮附子、仙茅；下肢水肿者，加车前子、茯苓皮。

心律失常

周老经过多年的临床实践，探索出某些心律失常的中医辨证论治规律，对临床具有重要的指导意义。

（一）心肾阳虚是病窦综合征的发病本质

心阳的主要作用是鼓动心脏搏动，温运血脉循行；肾阳为诸阳之本，对人体的各个脏腑起着温煦推动作用。因此，心肾阳气的盛衰，直接影响心率的快慢、血脉的盈亏和脉象的虚实。如心肾阳虚即可出现迟、结、代等心阳不振的脉象和胸闷、胸痛、头晕、昏厥、四肢不温等肾阳不升、心阳不宣、清浊相干、气血逆乱的证候。

病窦综合征的主要临床表现为持久而严重的窦性心动过缓和胸闷、头昏、昏厥等症，这些表现与心肾阳虚的病理、病证基本一致。虽然有时亦可出现快速的心律失常，但其实质仍属于阳虚不能潜于阴，阴极格阳浮于外，阴阳相失，阴极似阳的一种假象，表示阳气虚衰的程度较严重。另外，在病窦综合征的发展过程中，常可见到阴虚、痰湿和血瘀的现象，乃是阳虚损阴，阳虚不能化湿，气虚不能行血，由虚而致实的标证，不是疾病的本质。

治疗病窦要在温补心肾的前提下，根据阳虚的程度、标本的转化和兼夹症的有无，灵活遣方用药。阳虚轻者，补气为主，温阳次之，保元汤为主方；阳虚重者，温阳为主，补气次之，四逆加人参汤为主方；阳虚不能潜于阳者，宜参附龙骨牡蛎汤；昏厥者，用四逆加人参汤送服厥逆散（麝香、鹿茸、枳实、石菖蒲）；阳虚损阴，用附姜归桂汤或六味回阳饮；阳虚寒盛者用麻黄附子细辛汤；兼痰湿者，加半夏、茯苓、白术；兼瘀血者加丹参、生山楂、仙鹤草。

（二）阴虚不能敛阳是心房纤颤的主要原因

人体的阴阳是"互为其根，相互制约"的，任何一方的偏盛偏衰，势必导致另一方的相对亢盛或虚衰。"阴平阳秘"的生理状态破坏了，"阴胜则阳病，阳胜则阴病"的病理现象就会出现。正常的心率和血液循环，也必须依靠心阴心阳的相对平衡来维持，如果不能保持其相对平衡，便会产生疾病。在阳盛或阴衰时，心跳就加快；阴盛或阳衰时，心跳则减慢；如果心率的增快或减慢达到阴阳不相顺接的程度，或因气滞、血瘀、痰湿阻遏心阳，就会出现促脉或雀啄脉。心房纤颤时出现的强弱、快慢不等的心律，就是这类脉象的具体表现。结合病人的心悸胸闷、气短乏力等气阴两虚的症状，更能充分证明心房纤颤的主要原因是阴虚不能敛阳，阴阳不相顺接而发生的。从育阴潜阳的治疗效果来看，也证实了这个问题。

治疗房颤的基本方法是育阴潜阳、养血复脉，加减复脉汤或三甲复脉汤是比较有效的方剂。兼气虚者合生脉散；兼阳气虚而心率较慢者，用炙甘草汤；阴虚内热、心率较快者，用黄连阿胶汤；阴虚内热、气虚不固者，用当归六黄汤；心悸失眠者，加夜交藤、酸枣仁、柏子仁；有瘀血者加仙鹤草、丹参、生山楂。上述治疗方法，主要用于肾阴虚、心阳亢引起的房颤。如果为血虚不能纳气，治法应补血养心，健脾益气，方宜归脾汤或养心汤为主。

（三）室上性阵发性心动过速多因痰火扰心

室上性阵发性心动过速有突然发作、突然恢复的反复发作史，发作时心率在每分钟160～200次，病人自觉心悸胸闷、烦躁惊恐，有时恶心呕吐、头晕，甚至昏厥。临床的这些特点和中医学所说的"痰火扰心"非常相似。

关于痰火的生成有多种原因，有因七情内伤、气郁化火、火郁生痰的；有因吸烟、饮茶、喝酒而湿热内蕴、痰火内生的；亦有劳倦、过饱损伤脾胃，积滞生痰的。不论哪种原因，在痰火发生发展的过程中，必须有气滞、水停、火炽的因素同时存在，即所谓"气有余便是火""液有余便是痰"。痰火生成之后，在一定条件下，"痰随火升，火引痰行，上干心神，变生诸证"。室上性阵发性心动过速的发病，就是这种原因。病人心悸、胸闷、恶心、呕吐、惊恐、烦躁、头晕、昏厥诸症，皆是痰升火动，上蒙清窍，干扰心神的具体表现。至于舌质红、苔黄腻和发作时出现的动脉、滑数脉、疾数脉，更是痰火外现的重要证据。因此，临床根据室上性阵发性心动过速的脉证，诊断为"痰火扰心"是比较确切的。

治疗痰火，前人有切实可行的经验，"治痰必降其火，治火必顺其气"。所以，清热、化痰、降气以及宁心安神是治疗本病的基本原则。具体运用，要针对痰、火、气的轻重主次组方用药。如痰为主症，宜选黄连温胆汤或涤痰汤；火邪较重，宜用滚痰丸或竹沥达痰丸；气郁明显者，宜用旋覆代赭汤或六郁汤。实践证明，上述诸方用于防治室上性阵发性心动过速和部分窦性心动过速患者，疗效相当可靠。

（四）肝气郁结、中气虚寒早搏发病率最高

临床所见，早搏的发生多因肝气郁结、气机不畅和中气虚寒、胸阳不宣。

发于肝气郁结者，有长期精神刺激和情志不舒的患病史，有明显精神情绪的发病诱因。早搏次数每因精神情绪的好坏而增减，活动后早搏往往减少。常见症状有因气机不利引起的胸闷、胁胀、脘痞、腹胀、嗳气、咽梗以及沉、弦

结、代的脉象，精神情志方面的改变有精神抑郁或性情急躁。

发于中气虚寒者，有外邪所侵或内伤劳损的致病史，有饥饱劳倦的发病诱因。早搏在活动或劳累时增多，安静或休息时减少。临床表现有疲乏无力、心慌气短、语声低微、自汗头晕、畏寒肢冷等阳气不足的症状，以及结代或促而无力的虚寒脉象。

疏肝解郁、调畅气机，补气温中、宣通心阳，为治疗早搏的两大原则。肝气郁结者，柴胡疏肝散为主方。气郁化火，加黄芩、栀子、丹皮；火热伤阴，加生地黄、麦冬、桑寄生；肝气犯胃，加代赭石、陈皮、半夏；肝脾不和，加白术、茯苓、党参。中气虚寒者，黄芪建中汤为主方。气虚明显者加人参、黄精、五味子；阳虚明显者加附子、干姜、补骨脂；夹痰湿者加半夏、苍术、厚朴。

以上是心律失常的辨证论治规律所在。周老认为，任何疾病的发展变化过程中都会出现各种不同的"证"，反过来再用辨证的方法去识别疾病、治疗疾病，比单纯辨证论治或单以论病用药的方法更加全面、深刻，诊断和治疗手段更加丰富有效。中医和西医虽然是在不同的历史条件下发展起来的，但是二者研究的对象都是人体，它们之间总有共同之处，差别之中有统一，完全能够相互交流，融会贯通。这对有效地推广辨证论治，深入认识疾病的本质，有重大的理论意义和实践意义。

（五）治疗心律失常十一法

心律失常种类和病因复杂，周老运用中医中药治疗各类心律失常取得显著的疗效。其常用的治疗方法主要有以下十一种。

1. 益气养血法

适应证：气血两虚之心律失常。临床表现为心悸气短，胸闷胸痛，头晕乏力，或有晕厥，面色不华，活动后症状加重，舌淡苔少，脉结代或迟或数或促。

常用方药：自拟益气养血通脉饮加减。

黄芪30克，黄精12克，桑寄生30克，当归10克，葛根30克，丹参15克，生山楂15克，胆南星6克，石菖蒲10克。

临床应用：本法常用于老年人心房纤颤、各种早搏、窦性心动过缓或室上性心动过速。老年人心律失常大多数与动脉硬化、冠心病、高血压所致的心肌缺血与劳损有一定关系。本法不但能有效地控制心律失常，而且对老年冠心病、高血压、高血脂及脑血管缺血等多种疾病均有好的治疗效果。本方由益气、养血、通络三组药物组成，在应用时一般掌握以益气为主，养血为辅，佐以通络。如身体状况较好、病程较短者，则可以养血为主，通络为辅，佐以益气。如脉象疾、数、动、促，出现室上性心动过速、早搏者，方中加石斛、柏子仁、炒酸枣仁；脉象迟、缓、结、代，出现心动过缓、病窦综合征或有早搏者，加麻黄、细辛。

2. 益气活血法

适应证：气虚血瘀所致之心律失常。临床表现为心悸气短，胸闷憋气，胸痛，劳累则加重，乏力，眩晕耳鸣，舌淡或紫暗，苔白，脉象沉弦、结代。

常用方药：自拟益心健脑汤加减。

黄芪30克，葛根30克，桑寄生30克，丹参30克，生山楂30克，川芎10克。

临床应用：本法常用于冠心病、高血压、心肌病引起的各种早搏、心房纤颤、房室传导阻滞等。如出现畏寒肢冷，加炮附子、桂枝；出现口干、舌红少苔、大便干结等阴虚证，加麦冬、生何首乌；失眠多梦加炒酸枣仁、夜交藤；舌苔厚加瓜蒌、前胡、陈皮；胸痛重加细辛；血压高加炒杜仲、泽泻。本方对气虚血瘀之冠心病、高血压病、动脉硬化以及脑血管疾病亦有相当可靠的疗效。

3. 益气养阴法

适应证：气阴两虚之心律失常。临床表现为心悸气短，乏力自汗，怕风，易感冒，口干，失眠，舌红少苔或无苔，脉象细数或疾、促、结代。

常用方药：五味子汤加减。

党参30克，黄芪30克，麦冬30克，五味子6克，生地黄30克，石斛15克，当归10克，炒酸枣仁30克。

临床应用：本法常用于快速性心律失常，如窦性心动过速、室上性心动过速、心动过速伴有早搏、快速性房颤等。其病因多为冠心病、高血压病和心肌炎。临床应用本法，要注意分清气虚与阴虚的孰轻孰重。气虚重者，以补气药为主；阴虚重者，以养阴药为主。如气虚有寒，怕冷肢凉者，加桂枝；如阴虚有热，心烦口苦者，加黄连、知母；病重者，党参易西洋参最佳。

4. 滋阴降火法

适应证：阴虚火旺之心律失常。临床表现为心悸烦躁，口干咽燥，失眠多梦，五心烦热，口苦，盗汗，便干尿黄，舌红少苔，脉细数或疾、促。

常用方药：二阴煎加减。

生地黄30克，麦冬30克，黄连10克，玄参5克，炒酸枣仁30克，茯神15克，木通6克，白芍12克，当归10克，知母12克。

临床应用：本法主要应用于快速性心律失常，如窦性心动过速、室上性心动过速或有早搏、预激综合征、快速性房颤等。其病因多见于高血压病、心肌炎、心脏神经官能症。盗汗重者，加黄芩、黄柏，或用当归六黄汤加减；阴虚而火不旺者，去黄连、知母，或用天王补心丹加减。

5. 育阴潜阳法

适应证：用于阴虚阳亢之心律失常。症见心悸胸闷，眩晕乏力，心烦失眠，舌质淡红苔薄白，脉细数、促，或见雀啄脉。

常用方药：三甲复脉汤加减。

生地黄30克，白芍18克，麦冬30克，阿胶（烊化）10克，炙甘草12克，紫石英30克，生牡蛎30克，生鳖甲30克，生龟板30克。

临床应用：本法主要用于心房纤颤患者，可用于各种心脏病引起的心房纤颤。周老认为，发生心房纤颤的主要病机是阴虚不能敛阳，阴阳不相顺接，并认为房颤病人实证少、虚证多，阴虚内热者少、阴虚阳亢者多。故临床常用三甲复脉汤加减育阴潜阳以治房颤，疗效显著。如兼气虚者，合用生脉散；兼阳气虚，心率较慢者，加桂枝、党参；失眠多梦者，加炒酸枣仁、柏子仁；有瘀血者，加仙鹤草、丹参、生山楂。

6. 温阳益气法

适应证：用于阳气虚弱之心律失常。症见心悸胸闷，头昏目眩，甚则晕厥，畏寒肢冷，气短乏力，动则尤甚，舌淡苔白，脉沉迟无力或结代。

常用方药：附姜归桂参甘汤加减。

炮附子12克，干姜6克，当归10克，桂枝10克，党参30克，黄芪30克，炙甘草10克。

临床应用：本法主要用于缓慢性心律失常。如窦性心动过缓、病窦综合征、Ⅱ～Ⅲ度房室传导阻滞以及心动过缓伴早搏者。其病因多见于冠心病、风湿性心脏病、心肌炎、心肌病等。阳虚较轻者，去附子、干姜；病重者，党参易人参；易惊、汗出者，加生龙牡、浮小麦；阳虚寒盛者，加麻黄、细辛；偏肾阳虚者，加补骨脂、鹿角胶、仙灵脾；阳虚饮邪上犯，心悸、水肿者，加茯苓、泽泻，或用苓桂术甘汤加减；夹痰湿者，加半夏、白术、茯苓；夹瘀血者，加丹参、生山楂。

7. 阴阳双补法

适应证：用于阴阳两虚之心律失常。症见心悸怔忡，气短乏力，头晕失眠，自汗盗汗，畏寒肢冷，烦躁口干，舌淡苔白，脉沉细结代。

常用方药：炙甘草汤加减。

炙甘草12克，党参18克，桂枝6克，生地黄30克，麦冬30克，阿胶（烊化）10克，火麻仁12克，当归10克，大枣5枚。

临床应用：本法常用于各种早搏患者，其病因多为心肌炎、冠心病、风心病等。若自汗、乏力等气虚症状明显者加黄芪、五味子；腰膝酸软者加桑寄生、补骨脂；失眠多梦者加炒酸枣仁、柏子仁；夹瘀血者加丹参、川芎。

8. 温中健脾法

适应证：用于中气虚寒之心律失常。临床表现为心悸怔忡，劳累则加重，神疲乏力，自汗气短，头晕，畏寒，胃脘痞闷或疼痛，便稀，舌淡苔白，脉沉弱、结代或促。

常用方药：黄芪健中汤加减。

黄芪30克，桂枝10克，白芍5克，炙甘草10克，当归10克，党参30克，茯苓12克。

临床应用：本法常用于各种早搏，其病因多为心肌炎、冠心病等。如中气虚弱无寒象者，去桂枝，或用补中益气汤加减；气虚明显者，加黄精、五味子；阳虚明显者，加炮附子、干姜、补骨脂；夹痰湿者，加半夏、苍术、厚朴。

9. 涤痰清热法

适应证：用于痰火扰心之心律失常。临床症见心悸胸闷，时发时止，烦躁喘满，口苦便干，或兼恶心呕吐，或兼咳嗽吐痰，或兼右胁胀痛，舌红苔白腻或黄腻，脉滑数、结代或促。

常用方药：涤痰汤加减。

半夏12克，茯苓15克，陈皮10克，胆南星6克，枳实6克，石菖蒲12克，黄连10克，党参15克，甘草6克。

临床应用：本法常用于阵发性心动过速、窦性心动过速、预激综合征以及各种早搏患者。其病因多为心肌炎、高血压病、胆心综合征、肺心病以及心脏神经官能症。如火邪较重、大便秘结者，加大黄、黄芩；咳嗽吐痰者，加紫菀、苇茎；恶心呕吐者，加竹茹、苏叶；烦躁失眠者，加炒酸枣仁、夜交藤；右胁胀痛者，加郁金、柴胡。

10. 疏肝理气法

适应证：用于肝气郁结之心律失常。临床症见心悸胸闷，胁肋胀痛，胸痛，脘痞腹胀，急躁易怒，每遇情志刺激则加重，活动后往往症状减轻，舌淡苔白，脉弦结代。

常用方药：柴胡疏肝散加减。

柴胡 12 克，白芍 12 克，枳壳 12 克，川芎 6 克，香附 12 克，佛手 12 克，青陈皮各 6 克。

临床应用：本法常用于各种早搏患者，其病因多为心肌炎、心脏神经官能症或冠心病。若肝郁日久，气郁化火者，加黄芩、栀子、丹皮；火热伤阴者，加生地黄、麦冬、桑寄生；肝气犯胃者，加代赭石、半夏；肝脾不和者，加白术、党参、茯苓。

11. 活血化瘀法

适应证：用于瘀血阻络之心律失常。临床症见心悸怔忡，经久不愈，胸闷胸痛，失眠多梦，舌质紫暗或有瘀斑、瘀点、脉沉涩、结代。

常用方药：血府逐瘀汤加减。

柴胡 10 克，赤芍 12 克，枳壳 6 克，桃仁 10 克，红花 6 克，当归 10 克，川芎 10 克，丹参 30 克，细辛 3 克，牛膝 10 克，甘草 6 克。

临床应用：本法常用于冠心病、心肌病、心肌炎后遗症以及心脏神经官能症引起的各种早搏、房室传导阻滞、房颤等。烦躁失眠者加栀子、炒酸枣仁；形寒肢冷者加炮附子、桂枝；兼痰浊者加半夏、茯苓、陈皮。周老认为，特别是心肌炎后遗症患者，如果没有明显的自觉症状，只是遗留比较稳定的心律失常，这时其治疗首先考虑活血化瘀的方法。

（六）病窦综合征的治疗经验

病窦综合征，在中医学中属于阳气虚衰、阴精亏损的心悸、眩晕以及厥证等病证的范畴。几年来，运用中医理法治疗部分患者，可使多数病人病情好转，有的可获显效。现将基本理法介绍于下，以供参考。

1. 心阳不振

病因：多因禀赋不足，后天失养，或外邪所伤，久虚不复，致虚成损。

辨证：单纯属心阳不振的病窦综合征，病情一般较轻，脉象以缓为主，可伴有不同程度的胸闷胸痛、心悸气短、头昏神疲等心阳不足、心神虚衰的征象。如脉缓而弱，症无寒象者，属心气虚；脉呈沉而迟，症有肢冷，但无全身畏寒症状者，属心阳虚。如气虚日久，或阳虚不复损及阴津，可见脉结代、迟涩，畏寒肢冷，心悸失眠，心烦，便秘，舌淡少津等气血双亏、阴阳俱虚的证候。

气主煦之，血主濡之。如心阳虚衰失于温运血脉，可见胸痛胸闷，舌质瘀暗、瘀斑，脉涩等血行不畅或瘀血阻滞的证候。

阳虚阴乘，可见胸痛胸闷较剧，四肢厥冷，脉沉迟微弱等阳虚阴盛的厥证。如阴寒内盛，心阳浮越，可见心悸不宁，眩晕，厥逆，脉象乍迟乍数，或数而无力的现象。

施治：主要治法为温通心阳。常用药物：人参、黄芪、甘草、黄精、桂枝、麻黄、附子、细辛。基本方剂：桂枝甘草汤。温通心阳的方法，能够温经散寒、活血化瘀、益血养心、温煦心阳、调整周身，取得正胜邪却、阳回脉复的效果。

心气虚用保元汤（《景岳全书》：人参、黄芪、甘草、桂枝）；心阳虚用桂枝去芍药加附子汤（《伤寒论》：桂枝、甘草、生姜、大枣、附子）；气虚血瘀者，加芎归散或丹参饮（《时方歌括》：丹参、檀香、砂仁）；阳虚阴乘者，用当归四逆加吴茱萸生姜汤（《伤寒论》：当归、芍药、桂枝、炙甘草、细辛、通草、吴茱萸、生姜、大枣）；心阳浮越者，用桂枝甘草龙骨牡蛎汤。

对于气血两虚，阴阳双亏的患者，必须应用益气养血、育阴复脉的方法。只重视心阳，而忽略阴血，常是影响疗效的原因之一。曾治济南汽车公司56岁的男性孙某，患病窦综合征2年多，脉迟（心率每分钟48次），身瘦体弱，自觉胸闷憋气，头晕头痛，畏寒肢冷等。应用保元汤合麻黄附子细辛汤，服前10剂时，每天服药后20~30分钟，心率可由每分钟48次增加至每分钟52次，持续1~2小时；服后15剂时，心率不但不增，反而减至每分钟46次。增加温阳药量，心跳次数未见增多，反而出现口干舌燥、心烦失眠等症。改用炙甘草汤去火麻仁，加当归、炒酸枣仁，服5剂后症状减轻，服药42剂，心率一直维持在每分钟55次左右。从中体现了血为气之母，阳得阴则生的重要性。

2. 脾阳不运

病因：脾阳虚衰的原因，一是心阳不足累及脾阳，所谓"火不生土"；二是肾阳虚衰（又称命门火衰），熏蒸无力（实际亦属火不生土）。脾阳虚衰，虽然不是病窦综合征的直接原因，而脾失健运，湿聚痰阻，气血化生之源不足，可直接影响心、肾，加重病情。

辨证：属心脾阳虚的病窦综合征，主要脉象迟细而缓，如有痰浊内扰，气血逆乱，可现急数而滑的"动脉"，或数动一止的"促脉"。临床表现有眩晕心悸，食少便稀，面色无华，四肢无力，舌质淡，苔薄白，或苔白厚松浮、剥脱等症。如阳虚阴乘，痰浊中阻，可见胸闷胸痛、胸阳不宣的胸痹证。

脾肾阳虚的脉象多为沉迟细弱。脾气衰败，可见如屋漏水、少刻一滴、时而往复的脉象和清阳不升、晕厥四逆的厥证。临床表现为眩晕，身体消瘦，精神萎靡，倦怠无力，腹胀纳差，浮肿，久泻，五更泻等症。

施治：主要治法为温运脾阳。常用药物：干姜、吴茱萸、蜀椒。基本方剂：甘草干姜汤。温运脾阳的方法，在于健脾益营资助心肾，祛痰泄浊以利气机。脾阳虚者，宜用拯阳理劳汤（《医宗必读》：人参、黄芪、白术、茯苓、炙甘草、陈皮、肉桂、当归、五味子、附子）；心脾阳虚者，宜用桂枝人参汤（《伤寒论》：桂枝、甘草、人参、白术、干姜）；脾肾阳虚者，宜用附子理中汤；阳虚阴乘者，酌选半夏麻黄丸、吴茱萸汤、大建中汤或瓜蒌薤白半夏汤。

3. 肾阳虚衰

病因：肾阳为诸阳之本，诸脏之阳全赖肾阳以煦之，尤其与心阳、脾阳的关系最为密切，故在肾阳虚衰时，势必波及心脾之阳，而心脾之阳虚至一定程度，亦可累及肾阳。"五脏之伤，穷必及肾"，"五脏之伤，以肾为重"，所以肾阳虚衰的病窦综合征，病情较深重。

辨证：肾阳虚衰的脉象为沉迟而弱。主要症状有畏寒肢冷，头目昏晕，耳鸣耳聋，智力减退，小便清长或夜间多尿，舌质淡而少苔。病情严重者，可见"上气不足，脑为之不满，耳为之苦鸣，头为之苦倾，目为之眩"等下损上亏、阳气不达的现象。

心肾阳虚，除有肾阳虚的症状外，兼有心悸胸痛、面色灰滞、精神疲惫；心脾肾阳俱虚者，又有脘腹胀闷、食少便稀等症。

肾阴肾阳互为其根，一方有亏可致另一方的不足，故阳虚日久或屡服热药，可见心烦失眠、口干咽燥、大便干结等阳虚损阴的证候。

"阴者藏精而起亟也，阳者卫外而为固也"（《内经》）；"以精气分阴阳，则阴阳不可离"（《景岳全书》）。但是，阴阳的这种相互为用的统一关系并不是同等的，关键在于"阳秘乃固"。如果阴阳失去周密作用，即可出现昨迟今数、一息九至的"脱脉"，一息七至八至的"疾脉"，或一息一至的"败脉"，一息二至的"损脉"，亦可出现连连顿止的"雀啄脉"等各种严重离经之脉和阴精亏于下、阳气衰于上的厥逆证。

施治：主要治法为温养肾阳。常用药物：附子、肉桂、鹿角胶、补骨脂、仙灵脾、巴戟天。基本方剂：桂附参茸丸。心肾阳虚者，宜用桂枝附子汤（《金匮要略》：桂枝、附子、炙甘草、生姜、大枣）；脾肾阳虚者，宜用附子汤（《伤寒论》：附子、人参、白术、茯苓、芍药）茱萸四逆汤（《景岳全书》：吴茱萸、附子、干姜、炙甘草）；心脾肾阳俱虚者，宜用附姜归桂参甘汤（《医门法律》：附子、干姜、当归、肉桂、人参、甘草）；阳虚阴乘者，可用麻黄附子细辛汤或麻黄附子甘草汤。

病窦日久，多见阴阳两虚而偏阳虚的证候，治疗宜用温而柔的方法，不宜热而燥的药物。应选用"补气以化精、补精以化气"，"扶阳配阴、育阴涵阳"的治则和"先天育后天、后天养先天"的整体疗法。精气虚衰者，宜用大补元煎（《景岳全书》：人参、熟地黄、山茱萸、山药、杜仲、枸杞子、当归、甘草）；阴阳两虚而偏于阳虚者，宜用右归丸（《景岳全书》：熟地黄、山药、山茱萸、枸杞子、杜仲、菟丝子、附子、肉桂、当归、鹿角胶）或鹿茸丸（《集验方》：鹿茸、熟地黄、当归、枸杞子、酸枣仁、附子、牛膝、远志、山药、沉香、肉苁蓉、麝香）以扶阳配阴。如果出现阴衰阳脱、气血逆乱的离经脉和阴阳不相顺接的厥逆证，治疗宜用镇阴煎（《景岳全书》：熟地黄、牛膝、炙甘草、泽泻、肉桂、附子）或紫石英散（《太平圣惠方》：紫石英、桂心、人参、茯苓、白术、黄芪、甘草、熟地黄、麦冬）从阴引阳、用阳和阴。

温养肾阳，不但可提高基础心率，而且具有改善心排血量、减少心律失常的发生、预防主要脏器缺血的作用。如治一例45岁男性患者王某，入院时心率每分钟47次，有时偶发早搏，胸闷憋气，气短乏力，经常晕厥。基本方用附姜归桂参甘汤。服用1周，自觉症状明显改善，未再晕厥。继服15剂，心率始终每分钟47次，患者感觉体力、精力一切正常，经心功能检查明显好转，出院参加工作。这说明温煦元阳不仅可养血复脉，而且能填精益神、充盈气血、改善心功能。

总之，阳气虚衰是病窦综合征的根本，心阳不振、脾阳不足、肾阳不煦是阳气虚衰的具体表现。心阳不足往往是心脉瘀阻、心血不濡的原因；脾阳不运，容易导致痰浊内生、阻滞气血；肾阳虚衰，不但可直接致心脾阳气的不足，而且会损及肾阴，造成阴阳两虚的病变。所以治疗中应在侧重解决阳气虚的同时，相应地处理好气血同源、阴阳相关与寒滞、血瘀、痰浊等因虚而实的病理变化，做到统筹兼顾、标本兼治，为病窦综合征的恢复提供有利条件。

（七）医案精选

1. 心房纤颤案

韩某某，男，42岁，1980年8月28日入院，住院号25067。

主诉：发作性心悸4个月。

病史：患者于 5 月初突然发生心悸、胸闷、憋气、心前区疼痛、脉律不整。上述症状经常发生，持续时间长则 1~2 小时，短则 3~5 分钟，有时还突然晕倒。心电图示左前支阻滞、快速性房颤。经静注西地兰、吸氧、口服心可定，可暂时控制，但仍经常复发。

现患者感觉胸闷，气短乏力，心烦失眠，头晕心悸，舌淡红，苔薄白，脉弦细数。

查体：血压 18.2/14.3kPa，心率每分钟 70 次，律整。但发作时心率每分钟 100~110 次，心律绝对不整。心尖区可闻及 Ⅱ 级收缩期杂音。

心电图示左前半支阻滞、发作性房颤。

诊断：心悸。

辨证：阴虚阳亢证。

治疗：自入院之日起，用酸枣仁汤加丹参水煎服 7 剂，柴胡疏肝散 15 剂，丹参饮加减 12 剂，至 10 月 21 日疗效不佳，房颤时作，一次竟持续 5 小时，经吸氧、静注西地兰后始缓解。心率每分钟 90 次，偶发房性早搏，加服心得安 30~60mg/日，始终未能控制而停服。

10 月 21 日改方药为：党参 30 克，桂枝 12 克，炒酸枣仁 30 克，生地黄 24 克，麦冬 24 克，当归 12 克，阿胶（烊化）12 克，紫石英 30 克，炙甘草 30 克，水煎服，每日 1 剂，连服 18 剂，心悸、胸闷等症消失。观察 1 个月，房颤未再复发，心率每分钟 70 次左右，病情痊愈而出院。

按：本病例初诊时只见心烦失眠、心悸眩晕、乏力、时有脉促等阴虚阳浮之征象，用酸枣仁汤养血安神、清热除烦。补之不受，疑胸闷、憋气、心前区痛为邪实，则是只知"不通则痛"，未晓"不荣则痛"，使用理气活血不灵，又复活血理气，结果越陷越深，正气耗伤，好在能及时更方未致严重后果。从这一病例可以看出，心房纤颤病人实证少，兼症多；阴虚内热者少，阴虚阳浮者多。这是周老宝贵的临床经验，对房颤的治疗具有重要的指导意义。

2. 阵发性室上性心动过速案

魏某，女，36 岁，教师，1979 年 12 月 20 日就诊。

患者 1976 年秋在一次讲课时，突然心慌头晕，2～3 分钟缓解。以后经常发作，经两个医院诊断为"阵发性室上性心动过速"。发作时，自己用吸气屏息或用手指刺激咽喉等方法能够缓解，但经常发作，最长 20 天发作 1 次，有时一天发作 3 次，每次持续 3 分钟～2 小时不等，有时持续一天多。就诊时心慌未发作，自觉胸膈满闷、胃脘烧灼感，有时吐酸恶心，头晕乏力，食少，失眠多梦，月经量少色淡。舌红，苔黄腻，脉弦滑。初步考虑为"痰火内扰"，方用温胆汤、左金丸加炒酸枣仁，6 剂。

12 月 27 日二诊：病人自述服药后胸闷、胃脘烧灼感、吐酸恶心、失眠等症明显好转，心慌在 6 天内发作 4 次，病情较前减轻。病人懒于煎汤药，要求服成药，给予"补心丹"口服，每次 2 丸，每日 3 次。

1980 年 1 月 4 日三诊：服药无效，病情发作频繁。根据病人月经量少色淡、食少失眠、心悸倦怠等症，改用归脾丸，服法同前。

4 月 6 日四诊：服药效果不佳，失去治疗信心，未坚持治疗。现心悸发作频繁，持续时间较长，胸闷、嗳气较前加重，其他症状与前无异，病人同意继服汤剂。仍以前方加代赭石 30 克、旋覆花 9 克，6 剂，并嘱患者坚持服用。

4 月 13 日五诊：服药平妥，病情稍有好转，前方继服

6剂。

4月20日六诊：本周发作2次，时间很短，1~2分钟，舌红，苔薄黄稍腻，病情明显好转。效不更方，原方继服。

5月22日七诊：上方连服1个月，在服药期间心悸发作3次，几秒即消失。嘱病人继续服药，以巩固疗效。

6月8日末诊：心悸未发，感觉良好，舌脉正常，月经色、量亦正常。

按：本例患者初按"痰火内扰"论治，投以"温胆汤、左金丸加炒酸枣仁"，药后有效。由于病人未能坚持服用汤剂，而改用"补心丹"和"归脾丸"口服，因药证不甚相符，故疗效差矣！后继用前方治疗，以"化痰、泄火、降气"为法，因患病日久，实热顽痰蕴伏于内，病情顽固，缠绵难愈，坚持"效不更方"的原则，并嘱患者树立信心，坚持服药，从而达到治愈疾病的目的。

3. 室性早搏案

张某，男，50岁，1980年9月11日入院，住院号22974。

主诉：心悸、胸闷2年，加重1周。

病史：两年来经常心悸胸闷，每因情志刺激诱发或加重。心电图诊断为室性早搏。曾服用多种中西药物治疗，病情时轻时重，迁延不已。1周前因生气而致早搏频发，心悸胸闷，两胁胀痛，头晕失眠，嗳气食少，小便黄，早搏每于嗳气及活动后减少。有胆囊炎病史。

检查：舌质红，苔薄黄，脉弦结有力。血压22.7/14.7kPa，心率每分钟60次，早搏每分钟11次，时呈二联律。

心电图诊断：频发性室性早搏、不完全性右束支传导阻滞。

胸透：两肺纹理增多，心脏左室扩大，主动脉迂曲。

诊断：中医：①心悸；②眩晕。

西医：①心律失常（室性早搏）；②慢性胆囊炎；③胆心综合征；④原发性高血压病。

辨证：肝气郁结证。

治疗：治以疏肝理气、降逆和胃、养心安神。方用柴胡疏肝散合旋覆花代赭石汤加减。

柴胡12克，川芎6克，香附12克，白芍12克，旋覆花12克，代赭石30克，半夏9克，党参15克，黄芩12克，郁金12克，水煎服，每日1剂。

疗效：服药9剂后，心悸、胸闷减轻，早搏减少。15剂后症状消失，饭后或夜间平卧时偶发早搏。继服20剂，早搏完全消失，心电图示不完全性右束支传导阻滞。观察1周，疗效稳定而出院。

4. 房性早搏案

蒋某，男，55岁，工程师，1979年11月29日入院，住院号23422。

主诉：心悸3年，加重月余。

病史：3年前出现心悸、胸闷、头晕，在某医院诊断为"偶发房性早搏""冠状动脉供血不足""高血压病"。近1个月来因劳累而致病情加重，心悸胸闷，时有心前区疼痛，气短乏力，大便稀软，每日1～2次，眩晕，自服复方丹参片等药物效不佳。

查体：舌质淡红，苔薄，脉沉结。心率每分钟64次，早搏每分钟10～12次，$A_2 > P_2$，血压20.0/13.3kPa。

心电图：窦性心动过缓（每分钟57次）、频发性房性早搏伴有差异传导、慢性冠状动脉供血不足。

诊断：中医：①心悸；②胸痹；③眩晕。

西医：①心律失常（频发房早）；②冠心病；③高血压病。

辨证：中气虚寒证。

治疗：益气温中。方用黄芪建中汤加减。

黄芪 18 克，党参 15 克，桂枝 6 克，白芍 15 克，干姜 6 克，炙甘草 9 克，五味子 9 克，丹参 18 克，水煎服，每日 1 剂。

疗效：服 15 剂后，诸症明显减轻，早搏每分钟 3 ~ 4 次，偶有胸闷，舌红润，苔薄白。因大便仍稀软，上方加补骨脂 9 克、仙灵脾 12 克，继服 30 剂，诸症消失，心律规整，病愈而出院。

5. 病态窦房结综合征案

王某某，女，41 岁，1980 年 3 月 14 日入院，住院号 24054。

主诉：10 年前感觉心慌，1976 年加重，伴胸闷，时有晕厥，经某医院诊断为"病态窦房结综合征"。曾服阿托品治疗，效果不明显，仍心慌胸闷，时有晕厥，伴头昏乏力，胸背疼痛，畏寒肢冷。

查体：舌质淡红，苔薄白，脉沉迟无力。血压 14.7/10.7kPa，心率每分钟 42 次，心尖区可闻及 Ⅱ ~ Ⅲ 级吹风样收缩期杂音。

心电图诊断和阿托品试验：窦性心动过缓，心率每分钟 45 次，阿托品试验阳性。

诊断：病态窦房结综合征。

辨证：根据患者的病史、临床表现及舌脉特点，辨证为心阳不宣的"胸痹证"。头昏时厥，乃因肾阳虚衰，阴阳气不相顺接所致的"寒厥证"。如《灵枢·脉解》曰:"肾虚也,少阴不至者,厥也。"

治法:温补肾阳,宣通心阳。

方药:保元汤合麻黄附子细辛汤。

黄芪 30 克,党参 15 克,熟附子 9 克,桂枝 9 克,炙甘草 6 克,生麻黄 6 克,细辛 3 克,水煎服,每日 1 剂。

疗效:服药后心率逐渐增加,症状逐渐减轻。半月后,心率增至每分钟 60 次左右。继用前方治疗,其间定时测试心率,平均每分钟 66 次,症状消失。4 月 14 日复查,心电图正常。5 月 7 日复查心电图阿托品试验阴性。

按: 病态窦房结综合征的主要临床表现为持续而严重的窦性心动过缓和胸闷、头晕,甚则晕厥等症。这些表现和心肾阳虚的病理基本一致。本例患者胸闷心悸、乏力头昏、畏寒肢冷、脉沉迟无力,即为比较典型的心肾阳虚表现,治疗以益气温阳的保元汤和温阳散寒的麻黄附子细辛汤合用,温补心肾阳气,药证相符,疗效满意。

(八)经验方介绍

心律宁

组成:黄连 9～12 克,半夏 6～9 克,茯苓 12～24 克,陈皮 9～12 克,枳实 9～12 克,石菖蒲 9～12 克,胆南星 3～6 克,甘草 3～6 克。

用法:水煎服,每日 1 剂。

功用:清热豁痰,泻火宁心。

主治:痰火扰心之心律失常,如阵发性心动过速、各种早搏、发作性房颤等。症见心悸阵作,胸闷烦躁,口干口苦，失眠，小便短赤，大便干燥，舌红苔黄腻，脉滑数或结代等。

加减：本方由黄连温胆汤合涤痰汤化裁而来。兼气虚者，加党参 15～30 克；阴虚者，加麦冬 15～30 克；失眠重者，加炒酸枣仁 15～30 克、生龙牡各 30 克；口苦、苔黄重者，加黄芩 9～12 克；大便干燥重者，加大黄；舌暗胸痛有瘀血者，加丹参、赤芍、郁金等。

增率灵

组成：炮附子 9～12 克，干姜 3～6 克，当归 9～12 克，桂枝 6～15 克，人参 9～15 克，麻黄 6～10 克，甘草 6～10 克。

用法：水煎服，每日 1 剂。

功用：温阳益气，养血通脉。

主治：用于阳虚气弱之缓慢性心律失常。症见心悸，胸闷，头晕，畏寒肢冷，乏力气短，舌淡苔薄白，脉迟缓或结代。

加减：胸痛者，加细辛、川芎；口渴便干者，加麦冬、生地黄；乏力气短甚者，加黄芪；舌苔白厚有痰湿者，加半夏、茯苓。

治老年心律失常方

组成：黄芪 15～60 克，黄精 12～30 克，桑寄生 12～30 克，当归 9～15 克，丹参 15～30 克，生山楂 12～30 克，葛根 15～30 克，天南星 6～12 克，石菖蒲 9～15 克，羌活 3～9 克。

用法：水煎服，每日 1 剂。

功用：益气养血，通脉活络。

主治：老年心律失常，如过早搏动、窦性心动过缓、心房纤颤等，并对老年冠心病、高血压病以及脑血管缺血均有较好的效果。

加减：如脉象疾、数、动、促，出现室上性心动过速或早搏者，当归、天南星加大用量，加石斛 30 克、柏子仁 15 克；脉象迟、缓、结、代，出现心动过缓、病态窦房结综合征或有早搏者，加麻黄 6～9 克、细辛 3～6 克。凡年高体弱、病程较久者，应用本方要以益气为主，养血为辅，佐以通络，用药要从小量开始，在观察中逐步加大剂量。身体状况较好、病程较短者，应以养血为主，通络为辅，佐以益气。

病毒性心肌炎

近些年来，由于抗生素的广泛应用，风湿性心肌炎的发病率明显下降，而病毒性心肌炎的发病率不断上升，已成为一种常见病和多发病。对本病的治疗，应根据其急性期、恢复期、慢性期和后遗症期之不同，进行不同的治疗。

（一）急性期证治

病毒性心肌炎的急性期，是由于病毒侵犯心肌而引起的炎症表现。从中医的病因学来看，本病的主要原因是外感风热或风湿，前者多发于冬春，后者常见于夏秋。风热感人，邪袭肺卫，作用于人体之后，易伤肺之气阴。由于肺气贯心脉，而百脉又朝于肺，所以在肺之气阴不足的情况下，势必导致心的虚损，从而形成心肺同病；风湿内侵，病从脾始，易伤脾之阳气。由于心主血，脾为气血生化之源，所以在脾阳不足的情况下，会直接影响到心阳的不足，从而导致心脾同病。

病毒性心肌炎的发展变化，一方面取决于感受外邪的轻重，另一方面取决于人体正气的盛衰。如正胜邪却，则疾病趋向好转和痊愈；邪盛正衰，则疾病趋于恶化，甚至死亡。在一定条件下，正邪力量相持不下，则使疾病时起时伏，迁延不愈。

〔辨证〕心肌炎发病初期，临床症状多变，表现相差悬殊，轻者可无明显症状，重者可因阳衰阴竭而猝死。

1. 轻症：多见于成年人，一般先有发热，全身酸痛，头痛咽痛，咳嗽流涕，舌苔薄白，脉象浮数或促等风热袭肺、上呼吸道感染的症状；或先出现寒热起伏，肌肉酸痛，恶心呕吐，腹泻纳呆，舌苔滑腻，脉象濡缓或结代等湿邪困脾、消化道感染的症状。几天后出现神疲乏力、气短心悸、胸痛等心肺不足或心脾两虚的证候。这样的病证，多见于心肌损害和心律失常，而心脏扩大和心力衰竭者少见，适当治疗，可获痊愈。

2. 重症：起病急骤，多见于小儿，除有外感风湿或风热的症状外，常有心悸、胸痛、头晕、呼吸困难、烦躁不安、面色发绀、脉象迟细微弱或结代无力等心阳虚衰、心脉瘀阻即充血性心力衰竭的证候。在这种情况下，常出现心脏扩大，心音低钝，奔马律，或心律不齐，肝大有压痛等征象，如能及时治疗，可以痊愈。有的患者由于正衰邪陷，突然出现面色苍白，汗冷肢厥，唇指青紫，血压下降，脉象微弱等虚阳外脱的危候，心电图常显示Ⅲ度房室传导阻滞或阵发性室性心动过速。当完全性房室传导阻滞而心室自身节律尚未建立之时，可引起抽搐昏迷、手足厥冷、脉象迟涩或如屋漏滴等血虚寒厥的心脑综合征，如不及时抢救，可因阳气暴绝而死亡。

〔论治〕风热犯肺，宜用辛凉清解饮（《秋温证治》：桔梗、杏仁、牛蒡子、蝉蜕、薄荷、金银花、连翘、淡竹叶）清热解毒、疏表宣肺。胸闷胸痛加瓜蒌皮、郁金；咽喉痛加玄参、马勃。热伤气阴，损及心肺，宜用清暑益气汤（《温热经纬》：西洋参、麦冬、石斛、知母、黄连、甘草、竹叶、西瓜翠衣、荷梗、粳米）或用清热解毒法（《时病论》：西洋参、大麦冬、细生地、玄参、金银花、连翘、绿豆）益气养阴、清热解毒。风湿初起，表郁脾困，宜用宣疏表湿法（《时病论》：苍术、藿香、防风、秦艽、陈皮、砂仁壳、生甘草）芳香化浊、疏表胜湿。表里俱实，湿热内迫，胸满腹泻、脉促者，宜用葛根芩连汤（《伤寒论》：葛根、黄芩、黄连、甘草）。湿热郁阻，脾气受困，出现发热起伏、缠绵不愈、心悸胸闷、恶心腹泻者，宜用清热渗湿汤（《证治准绳》：盐黄柏、黄连、苍术、白术、茯苓、泽泻、甘草）苦降清热、健脾利湿。

病情危重，心阳虚衰、心血瘀阻者，宜用回阳汤（《银海精微》：人参、附子、甘草、五味子、当归、赤芍、川芎、细辛、茯苓、车前子）益气温阳、活血利水。阴衰阳脱者，宜用回阳还本汤（《伤寒六书》：人参、麦冬、五味子、附子、甘草、干姜、陈皮、腊茶）益气养阴、温经回阳。阳气虚衰，阴寒内乘，抽搐、昏迷、肢厥者，宜用附子麻黄汤（《医宗必读》：人参、附子、干姜、白术、甘草、麻黄）益气回阳、散寒救逆。

一般来讲，治疗外感病的常规方法是祛邪多于扶正，而对病毒性心肌炎的治疗则扶正多于祛邪。因为病毒性心肌炎的急性期即便是邪盛，而正气业已损伤，甚至严重到阴竭阳绝的程度，所以扶阳益阴是治疗病毒性心肌炎的根本法则。

（二）恢复期证治

疾病进入恢复期，表明正气渐复，病邪始减，病情趋向好转。但有时病邪虽减而正气已伤，或因正气微虚，邪亦微实，正邪相持不下，而使病情迁延，日久难愈。

〔辨证〕

1. 气阳虚、湿邪留恋：常见症状有低热不解，或发热起伏，胸闷憋气，神疲肢倦，面色苍白，时出冷汗，纳呆便稀，舌苔白腻，脉象濡缓或结代。心电图多表现为窦性心动过缓、传导阻滞、早搏。上述症状，心肾阳虚、脾失健运的虚证和湿邪内蕴、阳气郁阻的实证皆可出现，其鉴别要点为：阳气虚者，发热时有时无，舌质淡苔薄白，脉象迟涩、结代；湿邪实者，则发热缠绵不解，或寒热起伏不退，舌苔白腻而质地坚敛，脉象迟缓。

2. 气阴虚、热邪未尽：外感热邪，不论证从热始，或是热从湿化，其发展结果都会伤及人体之气阴，出现午后发热、心悸心烦、口干、乏力盗汗、舌红少苔、脉象细数或促等症。心电图多见窦性心动过速、早搏、心肌劳损等。

3. 微虚微实：冬春季节感受风寒，自觉形寒微热，倦怠乏力，食欲不振，脉缓；夏秋之间冒受暑湿，自觉似热非热，周身不适，头目不清，胸闷，心悸气短。心电图常显示ST-T改变，时好时坏，久损不复。

〔论治〕恢复期治疗以扶正为主，祛邪为辅。气阳不足而湿邪未尽者，宜用参芪丸（《疡医大全》：生黄芪、苦参、苍术）益气、清热、燥湿。气阴虚而热邪未尽者，宜用人参安神汤（《幼科铁镜》：人参、麦冬、生地黄、当归、黄连、酸枣仁、茯神）。微虚微实，证属阳虚冒寒者，宜用保元汤合桂枝汤，益气逐寒，调和营卫，确显卓效；阴虚冒暑者，宜用生脉散合清络饮（《温病条辨》：鲜荷叶边、鲜银花、西瓜翠衣、鲜扁豆花、丝瓜皮、鲜竹叶心），轻清缓补，实有宏功。

（三）慢性期证治

疾病进入慢性期，多因邪去正伤，或反复感染，引起机体阴阳的偏胜偏衰，和由此而产生的痰湿阻络、血瘀气滞、郁热内积，使心肌劳损，久虚不复。近年来研究认为，病毒性心肌炎的慢性期，可能与机体自身免疫反应或由抗原性较弱的慢性病毒感染有关。这和中医所说的与机体免疫有关的"虚损证"基本一致。

〔辨证〕

1. 气阳不足：常见症状有神疲乏力，短气自汗，面色苍白，舌质淡苔薄白，脉象迟涩、结代等少火虚衰、中气不足的全身症状和心悸胸痛等心阳不振的局部表现。如阳虚阴乘，痰湿内生，除气阳不足的症状外，则有浮肿，舌质淡胖，舌苔滑腻，脉象缓滑、结代的现象；气虚血滞，则见舌质瘀暗、瘀斑，胸痛较重，脉沉涩、结代等症；胸中气陷，症见呼吸似喘，气短不足一息，脉象沉迟微弱、三五不调、至数不齐。阳气不足的心电图表现，常见 ST-T 的改变、传导阻滞、心律紊乱、低电压等。

2. 阴血不足：常见症状有头晕，急躁，口干，失眠，盗汗，便秘，尿黄，舌红干少苔，脉象细数、促等肾阴不足、心火亢盛的全身症状和心悸怔忡、胸闷胸痛的局部表现。如阴亏液煎，痰火阻络，除以上症状外，则见舌红而润，口干不欲饮，脉象动数、滑促；阴亏血滞，则见舌质暗红，口干漱水不欲咽等症。阴血不足的心电图表现，常有 ST-T 改变、窦性心动过速、阵发性室上性心动过速等。

〔论治〕补其不足，泻其有余，调整阴阳的偏胜偏衰，是治疗慢性病毒性心肌炎的基本法则。阳气不足者，宜用参芪益气汤（《杂病源流犀烛》：人参、黄芪、炮附子、白术、炙甘草、五味子、麦冬、陈皮）。兼痰阻胸阳者，合瓜蒌薤白半夏汤；兼有血瘀气滞者，合丹参饮。胸中气陷者，用升陷汤加人参、山茱萸（《医学衷中参西录》：生黄芪、知母、柴胡、桔梗、升麻、人参、山茱萸）。

阴血不足者，宜用人参养营汤《温疫论补注》：人参、麦冬、五味子、地黄、当归、白芍、知母、陈皮、甘草）或用治心经虚损方（《七松岩集》：人参、茯神、酸枣仁、当归、丹参、龙眼肉、生甘草）。阴血少、心火旺者，加生地黄、麦冬、五味子；心气虚者，加白术、黄芪、益智仁；血瘀加桃仁、红花；痰浊加瓜蒌、半夏、石菖蒲，去龙眼肉、当归。阴阳俱虚者，宜用参附养营汤（《温疫论补注》：人参、附子、炒干姜、生地黄、当归、白芍）。

慢性期的治疗，要特别重视气与阳的恢复，把握病证的推移转变，而采取相应的治疗方法。下述病例就是这样处理的。

赵某，女，42 岁，本院护士，于 1971 年 3 月就诊。患者胸闷心慌，时好时重一年半，经常因心慌、晕厥住急症室。诊断为慢性复发型病毒性心肌炎。

辨证论治：患者胸闷憋气，心悸，头晕乏力，气短似喘，面色萎黄，食欲不振，大便稀溏每日 2~3 次已 3 年多，身体既不耐冷又不耐热而偏于畏寒，舌淡不润，苔白厚粗松，中有剥脱，脉象不齐、三五不调。多次心电图均显示频发房性早搏呈二联律、阵发性房颤、T 波 V_1~V_5 倒置、低电压。辨证为气阳不足、阴血亏虚的"心悸"。虽阴阳俱虚，但当时有气虚下陷的现象，先用升陷汤 5 剂，升复胸中阳气，继用参芪益气汤，益阳气、化阴血。服 25 剂，症状明显减轻，在服药过程中房颤发作次数减少，持续时间较短。最后改用参附养营汤，平补阴阳，调养气血，化生真元，服用 36 剂，症状基本消失，心电图报告大致正常，且多年来久治不愈的大便稀溏也随之而愈。

（四）后遗症期证治

"心本乎肾，上不安者由于下，心气虚者因乎精。"患病毒性心肌炎后，精气内夺，积虚成损，心脉失常，这是后遗症的主要原因。其他如病后脏气乖违，稽留凝滞，阻其运行之机，也是遗留较固定的心律失常后遗症的原因之一。

〔辨证〕损其心者，症见气短胸闷，脉结代，心动悸，舌光少苔。损其肾者，则见心悸头晕，神倦乏力，食少，耳鸣，健忘失眠，小便清频，畏寒恶热，舌淡少津，脉象细迟而涩。另外，对这种患者以药测证，也是一种可靠的辨证方法。如用药偏于温补，患者即出现心烦、口燥、便秘等症状；如用药偏于滋补，则见乏力、纳少、便溏的证候。这种情况也是阴阳两虚、肾气不足的表现。脏气乖违，气血留滞者，可见胸痛胸闷，心悸怔忡，盗汗多梦。亦有的临床无明显自觉症状，只是遗留较稳定的异常心电图，如房室或束支传导阻滞、早搏及交界性心律、心肌劳损等。

〔**论治**〕损其心者，调其营卫，宜用炙甘草汤。损其肾者，益其精，宜用生脉补精汤（《类证治裁》：人参、麦冬、五味子、熟地黄、当归、鹿茸）或用全真一气汤（《冯氏锦囊秘录》：熟地黄、麦冬、炒白术、五味子、牛膝、制附子、人参）。对后遗症的治疗，多数病例适于养心补肾的方法。如属气血留滞，或只有心电图异常者，血府逐瘀汤对部分病人有一定疗效。

（五）医案精选

1. 张某，男，16 岁，学生，初诊日期 1996 年 9 月 12 日。

主诉：低热、心悸、胸闷 1 周。

病史：患者于 2 周前发烧 39.6℃，咽痛，全身酸痛不适，有轻微咽痒咳嗽，在门诊诊断为"上呼吸道感染"，经注射卡那霉素和服中药治疗，3 天后体温降至 37.5℃。此后感觉心悸胸闷，心律不齐，查心电图示室性早搏、二联律，经用青霉素和氢化可的松治疗 5 天，未见好转而入院。患者现感心悸、胸闷气短、口苦咽干、心烦少寐、饮食欠佳、大便干结、小便赤涩热痛。舌红，少苔，脉动数而促。

检查：咽部充血，扁桃体不大，无关节肿痛，体温 37.2℃，血压 16.9/10.4kPa，心率每分钟 123 次，心尖区 Ⅱ 级收缩期杂音，第一心音有明显低钝，心律不齐，呈二联律，肺部无异常。心电图示窦性心动过速、低电压、多发性室性早搏呈二联律、不完全性右束支传导阻滞、心肌劳损。白细胞 8.5×10^9/L，嗜中性 0.62，血清谷草转氨酸 48U，肌酸磷酸激酶 72U。

西医诊断：病毒性心肌炎。

中医诊断：阴虚火旺型心悸。

治法：清营解毒，滋阴泻火。

处方：清营汤合黄连阿胶汤加减。

黄连6克，黄芩9克，金银花30克，连翘12克，水牛角6克，麦冬9克，竹叶心6克，丹参15克，生地黄15克，玄参12克，白芍12克，阿胶（烊化）9克，水煎服，日3次分服。

二诊：上方服6剂，体温降至36.6℃，心率每分钟118次，仍觉心悸胸闷、心烦乏力、大便干、小便赤短、舌红少苔、脉数时促。前方去银花、连翘，继服6剂。

三诊：药后大便已不干，小便黄少，脉促止数减少，口干不欲饮，心电图示偶发性室性早搏，余同前，血清谷草转氨酶32U，肌酸磷酸激酶54U。

处方：阿胶（烊化）9克，生地黄15克，白芍12克，黄连6克，黄芩9克，党参15克，麦冬12克，五味子6克，6剂，水煎服。

四诊：饮食略增，大便稍干，小便黄少，盗汗，心悸，神疲乏力似有加重，脉细数时促，心率每分钟118次。

处方：炙甘草12克，生地黄15克，白芍12克，阿胶（烊化）9克，麦冬12克，五味子6克，人参9克，生牡蛎30克，生龟板15克，生鳖甲15克，柏子仁2克，水煎服。

五诊：上方服12剂，二便正常，盗汗消失，心悸胸闷、神疲乏力均明显减轻，舌正常，脉弦细有力，心率每分钟92次，心电图示大致正常。患者带药出院，1年后随访一切正常。

按：对本病阴虚火旺的辨证，始终以舌、脉以及二便等心肾阴阳盛衰的证候表现和水火不济的因果关系作为遣方用药的主要依据。同时心电图的动态变化，不仅为初诊时的诊断给以有力的支持，而且为正确的治疗和病情的转化提供了充分的证据。

初诊所见低热起伏、大便干结、小便赤涩热痛、舌红少苔，以及阴气不得升发、阳气不得潜藏的动促脉象，一方面体现了热邪未尽、心火炽盛的邪实，同时也显示了肾水亏耗、不能上济心火的正虚。所以用清营汤合黄连阿胶汤治疗，正是为了清除外邪，直折心火，益肾而宁心，因此在二诊时见到的治疗效果是在意料之中的。

三诊时大便由干结转正常，小便由赤热转黄，促脉止数减少，心电图明显改善，血清酶转为正常；而心率快、脉象数、心悸不宁等症未见明显好转。其证由火旺阴虚转为阴虚火旺，用黄连阿胶汤合生脉散养阴益气为主，佐以清热泻火，是符合当时病情的，一般应服 2～3 剂适时而止，但继服了 6 剂，其心悸、脉促不但未见好转，反而有所加重，实际上证已由水亏火旺转为阴虚阳亢，二者症状相似而本质不同。最后用育阴潜阳、养血复脉的三甲复脉汤、炙甘草汤、生脉散而获显效。在任何疾病的证治中，所谓辨证明确，施治得当，不仅要重视初诊时的识证立法，更重要的是在疾病发展变化的过程中，要严格把握其病理转机，识别证候实质，否则，在处方用药时往往失误于"效不更方"或"不效更方"的处理上。

2. 张某，男，11 岁，济南经四路小学学生。因心慌、气短、心前区疼痛 1 周，于 1983 年 4 月 12 日就诊。患者于 10 天前患腮腺炎，并伴有心慌、气短、乏力。在儿童医院诊断为"腮腺炎并发心肌炎"，经用青霉素、ATP、维生素 B$_1$、维生素 C 等药物治疗，症状有所好转，但仍感心慌乏力、气短低热，活动后心慌、气短加重。因患者拒绝打针，故求中医诊治。

查体：体温 37.1℃，脉搏每分钟 120 次，血压 14.7/8.0kPa，面色苍白，神志清楚，精神萎靡，腮腺肿大不明显，口干咽燥，大便干，小便黄，舌红干少苔，脉促。心率每分钟 120 次，律不齐，早搏每分钟 8 次，心音低钝，心尖区闻及Ⅱ级收缩期杂音。化验：血红蛋白 115g/L，红细胞 3.4 × 10^{12}/L，白细胞 4.2 × 10^9/L，嗜中性 0.62，淋巴细胞 0.35，血沉 20mm/h。X 线检查：心肺正常。心电图检查：不完全性右束支传导阻滞，多发性室性早搏，T 波Ⅱ、Ⅲ、aVF、V_4 导联低平，ST 段 $V_1 \sim V_3$ 水平下移。

辨证论治：患者心悸，气短，乏力，低热，大便干，小便黄，口干咽燥，舌红干少苔，脉促，证属外感温毒、耗劫气阴、心失濡养之"心悸"。初用养阴益气、清热解毒法，药用太子参、麦冬、生地黄、玄参、金银花、连翘、甘草，服 6 剂，口干咽燥、便干尿黄、脉促有所改善。仍感心慌、气短、乏力，改用人参安神汤加减：太子参 15 克，麦冬 15 克，生地黄 15 克，当归 10 克，黄连 6 克，酸枣仁 12 克，黄芪 12 克，甘草 3 克。连服 12 剂，心慌、气短、乏力明显好转，体温降至正常（36.7℃），心率每分钟 88 次，心电图示偶发室性早搏。又用治心经虚方（人参、茯神、酸枣仁、当归、丹参、龙眼肉、生甘草）加减服用 18 剂，心率每分钟 82 次。复查心电图示早搏消失、ST-T 恢复正常、不完全性右束支传导阻滞。心慌、气短、乏力等症状消失。

按：该患者因感受温热邪毒，侵及心肺，耗气伤阴，从而出现外有邪毒、内损气阴的"心悸"病证。因发病已 10

余天，经西医治疗病情有所缓解，温热邪毒稍减，但心肺气阴损伤较重，故治疗应以养阴生津补气为要，兼清余邪。药用太子参、黄芪益心肺之气，生地黄、麦冬、玄参、当归养阴生津，金银花、连翘、黄连清余邪而泻火，取得了满意的临床治疗效果。余邪清后，改用治心经虚方以补心气、养心血、安心神而善后，终使病情痊愈。

3. 赵某，男，12岁，住济南市芙蓉街16号。患者低热1个月，伴头晕、心慌，于1973年9月26日就诊。1个月前感冒发热，咽痛，恶寒，头痛头晕，咳嗽，恶心欲吐，继则出现心慌气急、胸闷憋气。到市某医院诊治，查心电图示多发多源性室性早搏、T波 $V_1 \sim V_4$ 倒置，诊为"流感并发心肌炎"，经治疗后症状好转，心电图示偶发室性早搏。患者仍低热不退，每到下午体温升高，一般在37.2℃ ~ 37.5℃，感头目不清，周身不适，口干不欲饮，食欲不振，心慌乏力，舌尖红苔薄白，脉缓时结。心率每分钟60次，律不齐，早搏每分钟2~3次，体温37.3℃，心电图示偶发室早、T波 $V_1 \sim V_4$ 低平。

辨证论治：证属气阴不足、暑湿不尽的"伏暑"。先用清络饮加减：鲜荷叶12克，金银花15克，西瓜翠衣15克，鲜扁豆花10克，丝瓜皮12克，竹叶心6克，石菖蒲10克，轻清余邪。服5剂，身热解，周身爽，头目清，体温36.6℃。二诊以上方加党参12克、麦冬12克、五味子3克，水煎服。6剂后，自觉心慌气短减轻，早搏很少出现。改用五味子汤加减：党参12克，麦冬12克，五味子3克，黄芪12克，当归10克，甘草6克。服18剂后，症状消失，心电图正常。

按：该患者发病于夏季暑湿季节，暑邪伤气，湿邪粘滞，致使气阴不足，从而出现低热不退、头目不清、周身不适、口干不欲饮、食欲不振、心慌乏力等症。治疗先用清络饮以轻清暑湿之邪，邪祛则继以扶正为要，后用五味子汤益气养阴，层次分明，轻清缓补，疗效显著。

4. 王某，男，23岁，济南无线电厂工人，于1982年5月就诊。半年前因感冒后经常出现心慌，呈阵发性，发作无规律。舌红苔薄白，脉结代。心电图示Ⅰ、Ⅱ、aVF导联T波低平，完全性右束支传导阻滞，偶发室性早搏，短阵性室上性心动过速。诊为"病毒性心肌炎后遗症"。

治疗经过：初予炙甘草汤10余剂，阵发性心悸仍频。又根据"心悸而时动时止者，痰火扰心也"的理论，改用黄连温胆汤，服10余剂亦不见效。后试用血府逐瘀汤，服用6剂，自觉心悸发作减少。继服15剂，在服药过程中心悸发作1次，复查心电图T波改善，早搏消失。原方继服24剂，心悸完全消失。于1982年9月复查心电图，只遗留完全性右束支传导阻滞。

按：该例患者心悸阵作，不发时一如常人，且心悸的发作无规律可循，给辨证论治带来很大的困难。对这种"病毒性心肌炎后遗症"的患者，临床一般习用炙甘草汤、生脉散、补心丹或黄连温胆汤加减治疗，可取得一定的治疗效果。如疗效不佳，可采用活血化瘀的方法，用王清任治疗"心跳心忙"的血府逐瘀汤可望取得较好的治疗效果。

肺心病

慢性肺心病多见于年老体弱患者。由于正气的虚衰、抗御病邪能力的低下，在发病过程中往往虚实夹杂，病变交错，即使感受了外邪也往往没有明显的表现，假象掩盖真象，临床如不提高警惕、细心体察，常可造成虚实混淆、治疗不当的后果。

（一）喘咳加重多属实，忌用补肾纳气法

喘咳是肺心病的主要症状，且常年累月，时轻时重，难以痊愈。外邪犯肺是肺心病急性发作的主要原因，但有不少患者，由于年老体弱，长期消耗，抗病能力低下，虽有外邪感染，而临床表现既无发热恶寒、头痛鼻塞的典型表证，又无但热不寒、口渴汗出的明显里证，表现为短气喘促、气逆咳嗽的症状突然加重，痰量于短期内明显增多，以及四肢困倦、神疲懒言、口中乏味、食欲减退的全身症状突然出现。临床出现的这些现象，如不仔细分析、详细体察，往往把外感时邪、正气被外邪遏阻的实证，误为肺气不足、下元不摄的虚象，而采用补肾纳气的治疗方法，造成"闭门留寇"的不良后果。

对这种邪盛正虚、气逆咳喘的治疗，必须采用祛邪为主或先祛邪后扶正的方法。发病初期，如属风寒引动痰饮，除上述症状外，可有周身酸楚、无汗畏寒的现象。若喘促为主者，宜用小青龙汤；咳逆明显者，首选参苏饮。如属外感风热，痰火内动，在上述症状的同时可伴有汗出口干或身有微

热。以喘为主者，宜用麻杏石甘汤合二陈汤；咳嗽症状明显者，首选银翘散合千金苇茎汤。

在方药运用上，无论采用哪种方法，必须注意以下事项：①用药量不宜过大，要用一般剂量或少于一般剂量；②服药时间不宜过长，俟病情恢复至发病前的状况，可酌情改用清补兼施或扶正为主的治疗方法；③有的患者在服药后，全身症状好转，反而出现口干欲饮，身有热感，体温一般不超过37.0℃，此为外解里和、阳气自复的佳兆；④在治疗中，如出现心烦、发热、体温升高、全身情况变坏的现象，提示感邪较盛而正气未衰，宜采用大量清热泻火、宣肺化痰药物的治疗方法。

（二）咯痰增多因于热，勿投健脾燥湿方

肺心病患者，无论缓解期还是急性发作期，咯痰量多常是一个突出的症状。因此，在急性发作期如不仔细辨证，而根据"脾为生痰之源"的理论，把火气盛急、肺热痰生的痰量增多误认为是脾虚痰盛，采用健脾燥湿的治疗方法，就会造成痰液胶黏难咯、胸闷憋气、呼吸不畅、口干咽燥等化燥伤阴的不良后果。

对痰的辨证，一般是以痰量多色白易咯者为湿痰，色白清稀者为寒痰，色黄而稠者为热痰。其实有不少肺心病患者，在急性发作期痰量增多色白易咯或色白清稀，其原因不属寒湿，乃是外邪壅闭，火气内发，痰因火动，热象尚未外露的一种现象。这种痰的辨证特点：①多在肺心病的急性期，外有风寒初袭，内因火气盛急的情况下出现；②痰于短期内明显增多，频频随咳而出；③咳、喘促的症状突然加剧；④周身情况明显变坏，如乏力、神疲、烦躁、纳差；

⑤脉象滑数；⑥小便色黄。这种寒象热因、量多色白清稀的痰，治疗时必须采用辛凉疏肺、泻火化痰的方法。如证属内外合邪，宜用麻杏石甘汤合千金苇茎汤；如属郁热内发、痰因火动者，宜用清金汤。服至痰量明显减少，周身情况基本恢复，再根据具体情况改用健脾益肺或固肾纳气的治疗方法。

（三）水肿心悸病在肺，温肾健脾不相宜

阳虚水逆上凌心肺和肺失宣肃决渎失司的临床表现，都是以心悸不宁、咳逆喘息不得卧、小便不利、下肢浮肿为主要症状。临床如不加注意，易把肺失宣肃引起的喘咳、水肿、心悸，误认为是肾阳虚衰引起的水气凌心犯肺而用温肾健脾利水的治疗方法，以致贻误病情。

肺失宣肃发生的气逆喘咳、心悸水肿，必有外邪犯肺的原因，不论表证是否显示；咳逆痰喘的症状先于心悸水肿，而不是水肿先于喘咳；常伴有紫绀满闷、呼吸困难，而不是面色青灰、呼吸气短。治疗宜用宣肺降逆、化痰利水的方法。如证属外感风邪、内停水湿，方用导水茯苓汤；证属外感风热、水湿不降，方用越婢加术汤合越婢加半夏汤、葶苈大枣泻肺汤；若决渎失司，水肿较甚，阻碍阳气运行时，必须急用利水行气的方法先治其标，方用五苓散合五皮饮，使水消阳复，肺气宣降。这正如《医碥》所载"阴水虽宜补阳，然小火不能胜大水，必先泻去其水，乃用暖药以补元气。"叶天士也说："通阳不在温，而在利小便"，都是针对这种病情而言。

肺心病使用利水的方法，要注意以下事项：①慎用温阳利水的方法，以免阴液亏乏，痰液增稠，壅阻气机，加重病

情；②利水药用量不宜过大，必要时可佐养阴益气的药物；③实邪消除后，需要扶正固本时，亦不宜单纯温阳化湿，必须采用阴阳双补、化生肾气的方法。

（四）瘀血本为虚致实，补虚攻邪是正治

肺心病患者往往出现唇甲紫绀、舌质瘀暗、肝脏肿大、颈静脉怒张等症，一般治法是活血化瘀。但如果单纯使用这种攻邪的方法，不但不能改善其症状，反而常可引起疲乏无力、食欲减退、肝区作痛等不良反应。因为肺病血瘀有多方面的原因，除在急性期有外邪犯肺、肺失宣肃导致的瘀血症状外，大部分是因肺气虚衰，累及于心。"少阴气绝则脉不通，不通则血不流"，从而造成因虚致实的瘀血证。在这种情况下，如果单纯使用活血化瘀的治疗方法，显然是不正确的。如证属气虚，宜保元汤合芎归散；阳虚者，宜用六味回阳饮合黄芪桃红汤；气阴不足者，宜用生脉散合桃红四物汤。

另外，有的肺心病患者，即使外邪已除，心阳得复，而面色晦暗、唇舌紫绀的瘀血现象常有减轻，但不易完全消失。这种情况，多因病程日久，肾元耗损，血气失荣，肾之真脏色外露，用活血化瘀的方法治疗是"亏乏其本"的，应长期服用金匮肾气丸或济生肾气丸，可获得固本益元、调养气血、消除紫绀的良好效果。

（五）病案举例

刘某，男，65岁，工人，1998年11月3日就诊。

患肺心病10余年，平时咳嗽气喘、心悸胸闷、吐白痰，时有下肢水肿，能胜任一般体力活动。近3天来因感冒致病

情加重，咯吐黄痰，量多，胸闷气喘，不能平卧，双下肢水肿，恶寒头痛，口渴，无发热，舌红苔黄，脉数。心率每分钟110次，律整。双肺满布哮鸣音，双肺底湿啰音。

诊断：喘证（肺心病、心力衰竭Ⅲ级、感冒）。

辨证：素有痰湿，外感风热。

治法："急则治其标"，当以宣肺清热平喘为先。

处方：麻杏石甘汤加减。

麻黄6克，炒杏仁9克，生石膏30克，甘草6克，金银花30克，蚤休30克，黄芩12克，炒地龙10克，苇茎30克，荆芥10克，6剂，水煎服。

11月10日二诊：服药6剂，气喘减轻，咯痰有所减少，恶寒头痛，口渴愈，双肺听诊哮鸣音明显减轻，舌脉同前。上方去荆芥，加葶苈子20克、紫菀10克，水煎服6剂。

11月17日三诊：服药6剂，病情稳定，诸症减轻，能平卧，仍活动后胸闷气喘，咯吐少量白痰，基本恢复到平时状况，舌红苔薄白，脉沉，双肺哮鸣音消失，左肺底少许湿啰音。

此时标证已解，治法以健脾祛痰、补肺平喘治其本。

处方：补肺汤加减。

党参30克，黄芪30克，葶苈子15克，五味子6克，紫菀10克，桑白皮15克，茯苓15克，甘草16克，6剂，水煎服。

按：肺心病患者往往因感受外邪而致病情突然加重。由于年老体虚，有时外感症状并不明显，只是咳、痰、喘、肿等症状突然加重。这时病人虽然没有发热、咽痛、流涕等症，在治疗上仍应以祛邪为主，宣肺、清热、祛痰、平喘为基本治法。邪去正自安，病情亦随之减轻，再求治本，缓缓图之。千万不要一见病人咳喘不能平卧、动则喘重就投以补肺纳气、利水平喘之剂，而犯实实之弊。

风湿病

风湿病是一种常见的、反复发作的、急性或慢性全身性胶原性疾病。冬春季节与潮湿地区多见，青少年发病率高。反复发作后，常在心脏遗留显著的损害，特别是瓣膜的病变，严重影响患者的身体健康。风湿病在发病前，往往有溶血性链球菌感染史，主要临床表现有发热、关节炎、心脏炎、环形红斑、皮下结节及舞蹈病等。根据本病的发病特点和临床表现，属于中医学的外感发热、痹证以及心悸等病的范畴。

（一）病因病理

西医学认为，风湿病的发生是由溶血性链球菌感染后，引起全身性的一种变态反应。可见在本病的发病过程中，人体的反应性具有决定性的作用。

中医学认为，本病的发生与外邪的侵袭和正气的虚弱有关。外邪主要为风、寒、湿邪；正虚多因气阴不足。外因通过内因而致发本病。在发病过程中，由于感邪的轻重不一、人体的虚实有别，因而在证候表现和病理变化上具有以下几个特点：

1. 发热　发热是风湿病的主要表现之一，是人体正气和外感病邪相互斗争的一种病理反应。如外邪较盛而正气未衰，正邪之间相搏强烈，则表现为高热，在病理上称为"邪气盛则实""阳盛则热"的实热证；如病邪衰减，人体正气亦伤，正邪之间斗争力弱，则表现为低热，在病理上称为"正气夺则虚""阴虚则热"的虚热证。

一般来讲，实热证病变在表在气；虚热证病变在里在血。

2. 痹证 痹的意思是闭塞不通，不通则痛。发生痹证的主要原因是风、寒、湿邪侵袭人体，流注经络，阻滞气血而成。虽然三气多为并合而致病，但风、寒、湿常有所偏胜。如风胜则游走不定，寒胜则疼痛较剧，湿胜则重着不移。

除上述三痹外，尚有一种热痹，多因患者体质素属阳盛，加之风寒湿邪外来，邪郁化热而成。

3. 心悸 在风湿病的过程中，多数累及心脏，出现胸闷不舒、心悸不安的症状，往往体现了病邪的过盛或正气的虚弱，病情一般较为严重。常见的病变有阴虚火旺、阴虚阳亢、心血不足等。

（二）辨证论治

风湿病的临床表现虽然轻重不一、错综复杂，但从根本上讲，始终存在着人体正气与外感病邪之间的基本矛盾。因此，在辨证施治的过程中，必须抓住这个基本矛盾，采取相应的治疗措施，或以祛邪或以扶正夺取战胜疾病的主动权。

1. 发热

（1）气分实热

主症：持续高热或中度发热，并有烦渴恶热，面红汗多，溲赤便秘，舌红苔黄，脉象洪数等。

兼症：①关节疼痛或皮下结节；②环形红斑或鼻衄；③气阴不足：口干咽燥，神倦乏力，汗多脉数与发热不成比例。

辨证：单从主症来看，为阳明气热的白虎汤证无疑。单纯白虎汤证的脉数汗多，是由里热郁蒸，一般与发热成正比。虽然在里蒸汗出阳泄的情况下，很有耗气伤阴的可能，但还没有因热致虚的病理征象。如果在白虎汤证的基础上，见到脉数汗多与发热不成比例的现象，说明病变在里蒸外泄的条件下，已出现了气虚不能恋阴、阴虚不能纳气的情况。如同时伴有口燥咽干、神倦乏力的症状，临床上更能说明问题。

另外，在风湿病中，部分患者可出现环形红斑，多因风湿病的反复发作，气阴两虚，热郁血滞而成。它和温疫病中热毒入血所致的红斑有本质的不同。因此，这种环形红斑在治法上只宜益气养阴、活血通络，不宜清热解毒、凉血化斑。

治法：清热泻火，益气养阴。

方药：白虎汤加减。

生石膏（打碎）30克，知母9克，甘草6克，粳米15克，水煎服。

临床运用：石膏、知母清热泻火，佐以甘草、粳米益气护阴。如果用在脉数汗多与发热不成比例，气阴两虚的情况下则祛邪尚可，扶正不足，宜加人参、五味子益气恋阴，麦冬、石斛生津纳气。如热象较盛者，加金银花、连翘或栀子、黄连清热泻火；关节痛者，加防己、桑枝、赤芍活血通络以止痛；环形红斑，加赤芍、丹皮、红花活血化瘀以化斑；鼻衄者，加白茅根、小蓟以止血。

（2）营血虚热

主症：持续不退的低热，或间歇起伏的潮热，或午后夜热的伏热；其他有口干咽燥，五心烦热，盗汗，便秘，舌红绛无苔，脉细数等。

兼症：①关节疼痛；②红斑或鼻衄；③心悸少寐；④舞蹈病。

辨证：低热、潮热、午后夜热，多半为阴虚不能制阳的表现。而阳是胜还是亢，病变是在营还是在血，这是营血辨证的主要问题。如阴虚阳胜，则热象较为明显、持续时间长、发热时间提前，并有口苦咽干，躁烦少寐，心悸不安，溲赤便秘，舌质红赤鲜绛，脉象细数有力等；如阴虚阳亢，患者自觉五心烦热（体温一般不高），心悸不安，皮肤干燥，肌肉消瘦，大便秘结，舌红瘦干，脉象细数无力等。如热在营分，多见低热不退，或午后发热，红斑时隐时现，舌红少苔，脉象细数等；热入血分，多见潮热或夜热，红斑持续时间较长，鼻衄，舌质绛紫无苔，脉象沉数。

治法：清热滋阴凉血。

方药：清营汤加减。

金银花9克，连翘6克，竹叶心3克，丹参9克，犀角（水牛角代）30克，黄连3克，生地黄15克，玄参9克，麦冬9克，水煎服。

临床运用：本方适用于风湿病反复发作，热陷营血。银、翘、竹清热透营；犀、连、丹凉血泻火；地、玄、麦滋阴润燥。诸药共同发挥泻有余、补不足、调整阴阳、纠正偏衰的作用。

如阴虚阳胜，药用清凉为主，滋阴为次，意在祛邪以扶正，勿要贪滋而恋邪；如为阴虚阳亢，只宜补阴以制阳，勿用清凉以损阳。热在营喜清透，热入血重凉泻。

另外，心悸少寐加柏子仁、酸枣仁、炙远志养心安神；

舞蹈病加阿胶、白芍、龟板、牡蛎育阴潜阳以息风；关节痛、红斑、鼻衄，药物加减同前。

〔病案举例〕

赵某，男，23岁，济南汽车配件厂工人。

1973年11月14日初诊：

患者发烧9天。以往经常发烧，某医院诊断为风湿热，曾服强的松、阿斯匹林等药。

检查：体温38.9℃，脉搏每分钟126次，血压16.0/10.7kPa，血沉45mm/h，白细胞14.0×10⁹/L，中性0.75，淋巴0.25。

主症：发热口渴，汗多乏力，食欲差，两膝关节疼痛不红肿，舌红苔薄黄，脉洪数。

诊断：阳明气热（风湿病）。

治法：清气益阴，祛风醒脾。

方药：生石膏30克，知母12克，甘草6克，金银花30克，连翘12克，秦艽9克，石斛12克，谷芽9克，3剂，水煎服。

11月25日二诊：

服药2剂后腹痛，大便稀溏日2~3次。体温在服药期间37.9℃，停药后升高同前。

处方：前方石膏、金银花、连翘药量减半，加党参12克、五味子3克、白术6克，3剂，水煎服。

11月29日三诊：

腹痛止，大便正常，全身自觉症状均有好转，体温37.1℃，原方继服3剂。

按：本证虽属阳明气热，但乏力少食、脉数汗多与体温不成比例证明正气已虚。因初诊未顾正气过用寒凉，不但症状没有减轻，反而增添腹痛、腹泻，说明风湿病多因正气不足、外感病邪所致，治疗时要注意正邪兼顾。

2. 关节痛

（1）风寒湿热四气相杂

主症：关节红肿热痛，屈伸不利，游走不定，得热不适，遇寒则痛，舌苔正常，脉不浮不沉而略有弦数。

兼症：①表实：发热、恶寒、无汗；②表虚：发热、恶风、有汗。

辨证：本证为风寒湿邪初欲化热，但尚能察见风寒湿邪未尽的临床表现。风胜关节疼痛游走不定；寒胜关节疼痛异常，肌肉拘急；湿胜关节重着酸胀；热胜关节红肿灼热。本证可说是风、寒、湿、热四象俱备。

治法：疏风散寒，祛湿清热，活络止痛。

方药：桂枝芍药知母汤加减。

桂枝6克，麻黄3克，生姜6克，防风9克，附子4.5克，白术9克，芍药9克，知母9克，甘草6克，水煎服。

临床运用：本方重用桂、麻、姜、防、附疏风散寒；佐以术、草祛湿，芍、知益阴清热。若属表实，取其方中的麻黄加术汤解表散寒而祛湿；若属表虚，取其方中的桂枝加附子汤疏风散寒而和营卫。

风寒湿热杂合为病，在施治当中权衡方药应当十分慎重，要掌握疏风不燥血，清热不抑阳，温散不助火，化湿不劫阴的火候。那么这种复杂的情况如何处理呢？首先要根据病邪的不同特性，汲取前人"风寒宜急散，湿邪宜缓攻，热邪勿早凉"的宝贵经验。因为风寒袭表若不外解必将化热入里，首先疏散免于遗患；湿为阴邪，其性黏滞，在表宜微汗缓疏，不宜过汗急散，在里宜分利缓消，不宜急攻速下；发热初起往往为表束阳郁，过早寒凉，误伤体阳，冰伏病机，邪乘虚入。桂枝芍药知母汤，用治风寒湿热四气杂病可说是层层有序、面面俱到的。

（2）湿热合邪

主症：关节红肿热痛，身热汗出，口渴，舌红苔腻，脉数。

兼症：①大便秘结或稀溏；②红斑或皮下结节。

辨证：风寒湿邪迁延不解，势必化热由浅入深，由经络及脏腑。在一般情况下风寒化热迅速，湿邪化热缓慢。因此，湿热合邪在关节炎中较为常见。偏热者，则壮热，口渴欲饮，便秘，苔黄腻，脉滑数；偏湿者，则身热不扬，或午后发热，头重身困，脘痞纳呆，口干不欲饮，便稀，苔白腻，脉濡数。

治法：化湿清热。

方药：宣痹汤加减。

防己 12 克，连翘 9 克，薏苡仁 30 克，蚕砂（包煎）12 克，半夏 6 克，杏仁 6 克，滑石 12 克，赤小豆 15 克，水煎服。

临床运用：防、翘、薏、蚕、夏化湿清热；杏仁宣上；滑、豆利下。诸药内外结合，上下互应，共奏化湿清热、宣痹通络之效。偏于湿者加苍术、茯苓；偏于热者去半夏、赤小豆，加桑枝、忍冬藤；大便秘结加大黄；大便稀溏加猪苓、泽泻；红斑加赤芍、丹皮、丝瓜络。

湿为阴邪，热为阳邪，湿热合邪致病迁延难愈。热宜清凉，湿喜温燥，清凉则碍湿，温燥则助热，在治疗上也存在矛盾。在这种情况下，原则上应当"首先温燥化湿，切忌过于寒凉，使湿去热孤而自解"。实践证明，前人的这种处理方法临床非常有效。

（3）气血虚弱，风湿着留

主症：肢节疼痛，屈伸不利，酸麻不仁，不红肿或肿而不红，得热则适，遇寒加重，神倦乏力，面色无华，舌淡，脉弱。

兼症：①食少便稀；②心悸不宁。

辨证：本证为风湿病反复发作，日久不除，而致气血两虚，肝肾阴亏；或因素体虚衰不能胜邪，风湿着留所致。

肢节屈伸不利、酸麻不仁，为肝肾阴亏，筋骨失养；神倦乏力、喜热畏寒，为气阳不足；面色无华、舌淡脉弱为血虚；关节疼痛为风湿着留。另外，食少便溏为脾胃虚弱；心悸不宁为血不养心。

治法：益气补血，滋肾养肝，搜风逐湿。

方药：三痹汤加减。

黄芪15克，党参12克，茯苓9克，甘草6克，肉桂3克，熟地黄12克，当归9克，白芍6克，川芎3克，杜仲9克，牛膝9克，独活6克，秦艽9克，防风6克，细辛3克，水煎服。

临床运用：本方是在十全大补汤益气补血的基础上，加入滋肾养肝、搜风逐湿的药物，目的在于扶正以祛邪。若气虚为主，重用四君；血虚明显，首重四物。疼痛较著时，暂可加大祛风活络的药量，俟症状好转，随即减量或去味，以免燥血耗阴。

〔病案举例〕

孙某，女，15岁，学生，住济南市经二路79号。

1977年4月23日初诊：患者周身关节疼痛，伴有发烧1周。曾用青霉素、水杨酸钠治疗，因耳鸣、恶心、呕吐不能耐受而用中药。

检查：体温38.4℃，脉搏每分钟118次。白细胞12.6×10^9/L，中性0.78，淋巴0.20，单核0.02，血沉30mm/h。

主症：发热恶寒，汗出不解，周身关节游走疼痛，肿胀屈伸不利，上肢关节红肿热痛较剧，遇冷加重，得热不减，口干不欲饮，舌质稍红，苔薄白中心稍厚腻，脉略有弦数。

诊断：痹证（风湿性关节炎）。

治法：疏风散寒，祛湿清热。

方药：桂枝芍药知母汤加减。

桂枝6克，赤芍12克，白术9克，制附子6克，知母9克，防风9克，薏苡仁30克，桑枝30克，3剂，水煎服。

4月27日二诊：体温37.6℃，关节疼痛减轻，自觉不发热恶寒，小便浑浊，舌红苔薄黄，脉仍稍有弦数。原方去桂、附，加防己12克、连翘9克、滑石12克，3剂，水煎服。

4月30日三诊：体温36.8℃，关节疼痛基本消失，食欲差，自汗，口干，舌红少苔，脉弱。心率每分钟78次，白细胞7.6×10^9/L，血沉14mm/h。

治法：益气养阴，佐以搜风祛湿。

方药：党参12克，麦冬9克，石斛12克，甘草6克，秦艽9克，生薏苡仁15克，芦根15克，5剂，水煎服。

疗效：1978年3月随访，诸症消失后一切正常，未再复发。

按：本证初起为风寒湿热四气相杂，用桂枝芍药知母汤后，风寒已除，症状消减；二诊已为湿热合邪，方药改为宣痹汤化湿清热；三诊邪去正虚，故用益气养阴、扶正逐邪，巩固疗效。

3. 心悸

（1）阴虚火旺

主症：怔忡不宁，烦躁少寐，口干咽燥，舌红少苔，脉细数有力。

辨证：热邪内陷耗灼肾阴，水不济火而心火内动，扰乱心神则怔忡不宁，烦躁少寐。口干咽燥，舌红少苔，脉细数有力，亦为阴虚有火的凿证。

治法：育阴泻火。

方药：黄连阿胶汤加减。

黄连3克，黄芩6克，白芍9克，阿胶9克，鸡子黄2枚。

先煎连、芩、芍三味，去渣，放入阿胶烊化，待稍冷，再加鸡子黄，搅匀，分两次温服。

临床运用：胶、芍、黄滋肾柔肝；芩、连苦泻心火。若阴虚较重加生地黄、麦冬、玄参；心火较盛加栀子、莲子心、竹叶心；心悸不宁加龙齿、茯神以清心阳；心烦不寐加酸枣仁、柏子仁、夜交藤养心安神。

（2）阴虚阳亢

主症：心悸不安，心烦少寐，头目眩晕，五心烦热，盗汗，口干，舌红无苔，脉细数。

辨证：前证的心悸为肾虚火旺，火热扰心，心火是绝对偏盛；本证的心悸为肾阴不足，心火内动，心火是相对偏亢。前者怔忡烦躁，脉症一派实象；本证心悸心烦，脉症一派虚象。一虚一实，本质有别。

治法：滋阴清热，养心安神。

方药：补心丹加减。

生地黄12克，玄参9克，天冬6克，麦冬9克，当归6

克，丹参9克，人参3克，五味子3克，桔梗6克，酸枣仁9克，柏子仁9克，炙远志6克，茯神9克，朱砂（冲服）0.6克，水煎服。

临床运用：本证的热象，并非有余，而实为不足。故不用苦寒泻火，而采用地、玄、二冬、归、丹等大队药物来滋阴制阳。人体正常的阴阳生理功能是"阴生于阳，阳根于阴""无阳则阴无以生，无阴则阳无以化"。阴虚补阴，这只能说是就事论事的一方面，而更重要的一方面是"善补阴者，必于阳中求阴"。方中的人参、五味子就是针对这个问题。本证阴虚阳亢的病理实质是本在肾而标在心，用桔、枣、柏、茯、远等养心安神，取其标本兼顾。"补心丹"药味虽多，但主次分明，理法谨严，知其所以，谅无虚设，用治本证，相当有效。

（3）心血不足

主症：心悸不安，活动时加剧，食少神倦，短气乏力，面色不华，自汗，舌淡，脉弱或结代。

辨证：本证多因风湿病反复发作，迁延失治，脾虚不能化生气血所致。由于"血为气之母"，血虚者气亦不足，往往同时出现食少神倦、短气乏力、面色不华等气血两虚的证候。

治法：健脾益气，补血养心。

方药：归脾汤加减。

黄芪12克，党参15克，茯神9克，甘草6克，木香3克，当归9克，龙眼肉9克，酸枣仁9克，炙远志6克，大枣5枚，生姜3克，水煎服。

临床运用："气血同源"，治疗血虚必须气血双补，而且重点应当放在补气方面。这是因为"气为血之帅"，补气药有推动血液运行、促进血液新生的作用；同时补气药多能增强脾胃的运化吸收功能，可使血液的来源得到充足的补给，即所谓"气能生血"。归脾汤的核心是四君补气，内含当归补血汤的黄芪用量大于当归，说明重点是放在补气生血上。

〔病案举例〕

李某，男，13岁，学生，住工人新村宿舍。

1979年11月4日初诊：患者心慌、胸闷、短气，伴有发烧、关节痛20多天。经某医院诊断为风湿性心肌炎。

检查：体温37.5℃，心率每分钟120次，血沉37mm/h，白细胞11.0×10^9/L，中性0.78，第一心音低钝。

主症：心悸不安，胸闷短气，乏力盗汗，两肘关节疼、不红肿，舌红，苔薄白而干，脉细数、较有力。

诊断：阴虚火旺型心悸（风湿性心肌炎）。

治法：滋阴清热，养心定悸。

方药：黄连4.5克，黄芩9克，白芍9克，阿胶（烊化）9克，生地黄12克，麦冬9克，百合15克，五味子3克，柏子仁9克，淮小麦30克，3剂，水煎服。

11月8日二诊：体温37.2℃，心率每分钟106次。自觉心慌、胸闷减轻，舌脉同前。上方继服3剂，水煎服。

11月12日三诊：体温36.7℃，心率每分钟92次。关节疼痛亦减，唯食欲减退，疲乏无力明显。前方去阿胶，加党参12克、谷麦芽各9克，3剂，水煎服。

11月17日四诊：体温36.9℃，心率每分钟87次，白细胞6.7×10^9/L，中性0.54。自觉食欲增进，心慌乏力皆减轻，舌稍红，脉略数。前方芩、连减半，继服5~10剂。

按：用黄连阿胶汤加减治疗风湿性心肌炎，同时发烧、关节痛亦随之消失，说明辨证施治不是对症疗法，要重视整个人体内部的阴阳协调，如果体内阴阳失调的病理矛盾解决了，那么构成疾病的种种表现也就消失了。这就叫做"治病必求其本"。

综上所述，风湿病的发生，虽然外感风寒湿邪构成了发病的条件，但它只是起了推动作用，而引起疾病反应的根本原因在于人体内部的气血虚衰、阴阳失调。这和现代医学认为风湿病的发生是由链球菌感染后引起全身性的一种变态反应，看法完全一致。

发热、关节炎、心肌炎、环形红斑、皮下结节等临床表现，是风湿病在发病过程中正邪相搏、阴阳失调的具体反映。辨证的目的，就是根据这些复杂的表面现象，通过分析辨别，找到疾病的本质是虚是实，在气在血，从而导出或以祛邪或以扶正的治疗方法。

风湿性心脏病

风湿性心脏瓣膜病（以下简称风心病），中医学在两千多年前的《内经》中就有相关的记载。如《素问·痹论》说："风寒湿三气杂至合而为痹"；"脉痹不已，复感于邪，内舍于心"；"心痹者，脉不通，烦则心下鼓，暴气上而喘"。这几段文字典型地说明了风心病的病因是外感病邪，病邪侵犯心脏后，形成了"脉痹""心痹"的病理改变，出现心悸、气喘等主要临床表现。

根据风心病的发病特点与临床表现，以及中西医结合的临床观察，本病属于中医学"心悸""喘证""水肿"的范畴。

（一）病因、病理与病证

中医学认为，风心病的发生是由外感病邪侵入人体，留而不去，或反复侵袭，损害心脏，痹阻心脉所致。

早期病变，以心气不足、因虚而动的心悸为主，进而可导致肺、脾、肝、肾的阴阳失调，气血失和，而出现相应的病理变化和临床表现。由于心气通于肺，宗气又"贯心脉而行呼吸"，故在病理的情况下，心气之虚常常累及肺气，出现心悸、神倦、短气、喘咳等心肺俱虚的证候；心主血，脾为气血化生之源，二者在生理上互相促进，在病理上互相影响，心气不足可影响脾气的运化，脾不健运亦会造成心血的不足，出现心悸、眩晕、食少、便稀等心脾两虚的证候；心阳下通于肾，肾阳为诸阳之本，故心阳虚容易累及肾阳，出现心悸肢冷、腰膝酸软、气喘水肿等心肾阳虚的证候。

"脉为血府，以气为本"。正常血液的运行不息、营养周身，不仅需要血液的充盈和心气的推动，而且有赖于肺气的治节，脾气的运化，肝气的调达，肾气的施泄。如果心气虚衰，运行无力，不但会造成心悸怔忡，唇青舌紫，颈静脉怒张等心脉瘀血的证候，而且可导致肺失肃降，脾失健运，肝失疏泄，肾失温化等相互为因的病理变化，从而出现痰涎壅盛、气逆喘满，食少腹胀、便稀浮肿，胸胁胀痛、胁下癥积，腰膝酸软、尿少水肿等虚实夹杂、证候交错的临床表现。

"重阳必阴""物极必反"。血瘀、痰壅、癥积、水肿等实证，发展到一定的程度，又可导致心气虚衰，真阳暴脱，出现心悸、短气、头晕、肢冷、神识昏糊、汗出脉微等极端危重的证候。

（二）辨证论治

随着人体脏腑阴阳气血的盛衰，疾病有一个发展转化过程，在不同的阶段有不同的临床表现。因而在治疗上，需要根据病情的轻重缓急，虚实转化，采用"急则治其标，缓则治其本"、"间者并行，甚者独行"和"实则泻之，虚则补之"的治疗方法。

1. 心气虚

主症：心悸神倦，头晕乏力，舌淡苔白，脉虚数或结代。

兼症：①短气自汗，语言无力，口干舌燥；②食少体倦，面色萎黄，便稀浮肿；③腰膝酸软，气喘肢冷，尿少浮肿。

辨证：心悸，即病人自觉心脏跳动不安，是风心病的一个主要症状。气虚心悸的临床特点是：病人有"心中空虚，惕惕而动，息则减，动则甚"的自觉症状，而且兼有神倦、头晕、乏力、舌淡苔白、脉虚数或结代等心气不足的临床表现。

若心气虚累及肺气，则见短气自汗，语言无力，口干舌燥；影响脾气，则见食少体倦，面色萎黄，便稀浮肿；累及肾气，则见短气息促，活动尤甚，形寒肢冷，尿少水肿等症。

总之，风心病的早期，虽以心气不足引起的心悸为主，但往往进而导致脾肾阳虚，水湿内生，凌扰心神，而使心悸症状更为加重。所以，在《伤寒明理论》中亦有这样的论断："心悸之由，不越二种：一者气虚也，二者停饮也。"

治法：本证应采取"虚者补之""损者益之"的治疗方法，来充实阳气的不足，扶助心脏的功能。但是，在心气不足的情况下，往往会导致血行不畅或水湿内停，进而加重心气的负担，出现明显的心悸短气。所以在使用"补益"之法的时候，除重点应用补气益阳的药物之外，往往适当佐以活血化湿、安神宁心之品。这样做，不仅有利于正气的恢复，而且有助于病邪的驱除，减轻心悸的症状。

另外，肺主一身之气，脾为气血化生之源，肾藏精气、司气化，为先天之本，因此肺、脾、肾三脏的盛衰和心气的强弱有直接关系。所以在立方用药时，既要看到局部，又要重视整体，必须根据具体情况，分清主次，视其轻重缓急，做出适当的处理。

方药：

①常用方：养心汤。

人参9克，黄芪12克，炙甘草6克，五味子6克，肉桂3克，当归9克，川芎3克，茯苓9克，半夏6克，酸枣仁9克，柏子仁9克，茯神9克，远志6克，水煎服。

②备用方：复脉汤、生脉散、归脾汤、苓桂术甘汤、肾气丸、济生肾气丸。

③临床运用：养心汤中用参、芪、草、五味补益心气；肉桂温通心阳；归、芎活血；夏、苓祛扰心之湿痰；神、远、枣、柏养心安神以定悸。诸药合用，共奏补气温阳、活血去湿、养心安神定悸的作用。

若见脉结代、心动悸、短气少苔，为气血不足，阴阳两虚，方中去半夏、茯苓之温燥渗利，加生地黄、阿胶、麦冬，方中容有"复脉汤"益气补血，养阴扶阳；若见心悸短气、汗出、语言无力、口干舌燥，为心肺气阴不足，方中去半夏、茯苓、肉桂，加麦冬，方中即合"生脉散"益气敛汗，养阴生津；若见心悸体倦、食少便稀、面色萎黄则为心脾血虚，方中去半夏、肉桂，加白术、龙眼肉、木香，意取方中"归脾汤"之健脾益气，补血养心；如心悸头晕、浮肿、胸脘痞满、形寒肢冷，为心脾阳虚，方中去当归、川芎、柏子仁、五味子之滋补收敛，加白术，方中即合"苓桂术甘汤"健脾渗湿，振奋心阳；若见腰膝酸软、气喘肢冷、尿少浮肿，为心肾阳虚，肾虚不能纳气，阳虚不能化水，方中宜去活血安神的药物，加地黄、山茱萸、附子、泽泻益肾纳气，温阳化水，亦可用"肾气丸"或"济生肾气丸"。

〔病案举例〕

1. 刘某，男，33 岁，小学教师，1972 年 9 月 23 日初诊。

病史：以往有风心病史，但无明显症状。近半月来活动时心慌气短，胸满喘咳不能平卧，咯吐白色稀痰，痰量较多，并有神倦乏力，食欲不振，手足不温，大便稀日 2 次，消化不好，小便不多。

检查：精神萎顿，面色苍黄，舌色淡，舌形略胖有齿印，舌苔白，中心厚，质地松浮，颗粒粗糙，下肢略有浮肿，脉象细数无力。心率每分钟 104 次，心尖搏动有力，移向左侧六肋间、锁骨中线外 1.5 厘米。听诊：第一心音减弱，心尖部有粗糙吹风样Ⅲ级收缩期杂音，向腋下传导；肺底有湿啰音。胸透：左心室及左心房扩大，肺纹理增粗。心电图：左心室肥大。

诊断：风湿性心脏病、二尖瓣关闭不全、心衰Ⅱ级。

辨证：心悸、短气为心气虚；少食、浮肿、便稀、苔白厚松浮为脾虚不能化湿；胸满、喘咳、痰涎壅盛为水气射肺，肺失肃降。综合诸症为心气虚弱，兼有脾虚不运、肺气不降的"心悸"。

治法：补心气，益心阳，兼以健脾利湿，泻肺平喘，安神宁心。

处方：养心汤合葶苈大枣泻肺汤加减。

党参12克，黄芪12克，炙甘草9克，桂枝6克，五味子3克，当归9克，川芎3克，半夏9克，白术9克，茯苓12克，葶苈子12克，酸枣仁9克，远志6克，3剂，水煎服。

9月27日二诊：心悸短气减轻，心率每分钟92次，仍食欲不振，腹胀满，大便稀，舌苔如前。前方去黄芪之壅、当归之腻，加陈皮6克、谷麦芽各9克，调中和胃、化湿醒脾。5剂，水煎服。

10月3日三诊：心悸短气明显减轻，腹胀已除，食欲增进，大便正常，精神转佳，心率每分钟75次。用养心汤5～10剂，补益心气，巩固疗效。

按：本病初诊与二诊，"本"在心气不足，"标"在脾肺湿痰。因此，在治疗上采用补心气益心阳，佐以健脾利湿，泻肺豁痰，扶正祛邪，"间者并行"的方法。三诊脾肺健，湿痰除，故单用养心汤以扶正固本。

2. 杜某，女，38岁，济南铁路局技术员。

1964年8月2日初诊：1958年因心慌憋气，住某医院诊断为"风湿性心脏病、二尖瓣狭窄"，经用西药治疗，症状基本消除后出院。以后时好时坏，每因劳累、生气或感冒而诱发。10 天前因感冒发烧，心慌憋气加重，胸满腹胀，不愿吃饭。两下肢浮肿，按之凹陷，手足凉，大便先干后稀，小便少，两颊紫红，舌质淡，有瘀斑，舌苔薄白而润，脉象濡数，心率每分钟 120 次。证为心气虚衰，气血瘀阻，脾肾阳虚，水湿停滞。治拟益气活血，温阳化水。

处方：人参 6 克，炮附子 6 克，桂枝 9 克，白术 9 克，茯苓 12 克，炙甘草 6 克，泽泻 21 克，猪苓 12 克，赤芍 9 克，丹参 12 克，红花 6 克，5 剂，水煎服。

8 月 8 日二诊：心慌憋气，胸满腹胀明显减轻，食欲增进，尿量增多，浮肿基本消退，自觉疲乏多汗。前方去泽泻、猪苓、丹参、红花，加黄芪 15 克，5 剂，水煎服。

8 月 15 日三诊：汗止，自觉腰酸脚软，头晕多梦，口干不多饮，走路过快仍有心慌短气，两下肢略有浮肿，手足不温，舌质淡红，苔薄白而不润，脉细数，心率每分钟 84 次。治法改为补肾益心。

处方：人参 6 克，炮附子 6 克，桂枝 6 克，熟地黄 9 克，山茱萸 9 克，山药 12 克，丹皮 6 克，牛膝 9 克，泽泻 6 克，车前子（包）9 克，6 剂，水煎服。

8 月 22 日四诊：上述诸症基本消失。原方 5 剂为末做蜜丸，每丸 9 克，每次 1 丸，日服 3 次。

按：初诊主要表现为心气不足，血行不畅，脾肾阳虚，水湿不化，故用苓桂术甘汤、附子汤、五苓散合剂，加丹参、红花，益气温阳，活血利水。二诊时肿消、食增、心宁、自觉乏力、汗多，前方减去五苓散、丹参、红花，加黄芪 15 克，意取保元汤益气扶正。三诊、四诊表现阳虚损阴，心肾阴阳两虚，故用参附汤合济生肾气丸，健肾益心，协调阴阳。

2. 心血瘀

主症：心悸怔忡，两颊紫红，胸闷胁痛，颈静脉怒张，指甲青灰，唇青舌紫，脉象细数或结代、促。

兼症：①痰涎壅盛，胸满气逆，不得平卧，或有咯血；②少食身重，胸腹胀满，浮肿便稀；③肢体浮肿，身半以下较重，小便不利，手足逆冷；④胸胁胀满，胁下癥积。

辨证：气为血之帅，心阳不振，气衰血滞，则见颈静脉怒张，唇青舌紫，指甲青灰，胸痛心悸等本虚标实、心脉瘀血的证候。

《景岳全书》说："病有标本者，本为之源，标为之变。"标和本的关系不是绝对的，是随着病情的发展而变化的，本可转化为标，标亦可发展为本。在发病初期，往往以气虚为本之源，瘀血为标之变。血瘀在一定条件下，可由标之变转化为本之源。如证中所见，肺失肃降所致的湿痰胸满、脾失健运表现的少食腹胀，肝失疏泄出现的胁下癥积，肾失温化所致的尿少水肿，皆为源本瘀血变化而生的标证。

治法：本阶段的主要病变为心气虚衰，瘀血内阻。实践证明，"旧血不去，则新血断然不生"，"反与好血不相能"，因而心悸、痰喘、水肿诸症随之而生。治疗必须根据"急则治其标""通可去滞"的原则，采用活血化瘀、泄湿豁痰、利水消肿的方法，以达到血活、脉通、痰降、肿消，"邪去正自安"的目的。

方药：

①常用方：血府逐瘀汤。

桃仁 9 克，红花 9 克，当归 9 克，生地黄 9 克，赤芍 9 克，川芎 3 克，柴胡 3 克，枳壳 3 克，甘草 3 克，桔梗 6 克，牛膝 9 克，水煎服。

②备用方：桃红四物汤、苏子降气汤、实脾散、附子汤、五苓散。

③临床应用：血府逐瘀汤，是治疗血行不畅、胸中瘀血的主要方剂，其中主要用桃红四物汤活血祛瘀，逐瘀生新。因为血滞则气亦滞，气行则血行，故在活血祛瘀的同时，用四逆散，畅胸中气滞以行血；血瘀胸中，气滞血府，故加桔梗取其宣上行气以活血；血瘀胸中，脉络痹阻，故用牛膝导下通脉以活络。方药合剂，可使血活气行，心气得畅，心悸则宁。故《医林改错》中指出："心跳心忙，用归脾安神等方不效，用此方百发百中。"可谓治疗血瘀心悸的经验之谈！

血瘀胸中，水气射肺，症见胸满气逆，痰涎壅盛，加葶苈子9~15克、苏子9克，必要时，先用苏子降气汤降气平喘，温化痰湿；如脾失健运，纳呆腹胀、浮肿便稀，加人参6克、白术9克、茯苓12克，亦可暂用实脾散，温中健脾、化湿消肿；如肾阳虚衰，形寒肢冷、小便不利、浮肿较重，方中去四逆散加附子9克、肉桂6克、猪苓12克、泽泻12克，亦可先用真武汤合五苓散，温阳利水。

〔病案举例〕

1. 杜某，女，39岁，济南铁路局技术员，1965年2月13日复诊。

主诉：通过去年8月（见本章病案）的治疗，在一般情况下不觉心慌憋气，自觉体力恢复，参加工作。在春节期间有些劳累兼感冒，又引起心悸气喘，不得平卧，水肿尿少，胸满腹胀。自己用去年8月2日药方服用5剂，无明显效果，故来就诊。

检查：面色晦暗，两颊紫红，唇青舌紫，颈静脉怒张，下肢浮肿按之没指，四肢逆冷，小便量少，脉促。心率每分钟 105 次。肝大肋下三横指、质软。心电图：右心室肥大、心房颤动。

辨证：证为心阳虚衰，心脉瘀血，兼有肺失肃降，脾失健运，肝失疏泄，肾失温化所致的心悸、痰喘、癥积、水肿。治拟益气温阳为主，兼以健脾利湿，泻肺平喘，活血祛瘀。

处方：人参 9 克，附子 9 克，白术 9 克，泽泻 15 克，茯苓 15 克，猪苓 12 克，桂枝 6 克，赤芍 9 克，葶苈子 9 克，丹参 9 克，冬瓜皮 30 克，3 剂，水煎服。

2 月 17 日二诊：服上药效果不明显，仍有心悸喘咳、水肿尿少，症见唇青舌紫，颈静脉怒张，胁下癥积较为严重。治法改用活血祛瘀为主，佐以益气利水。方用血府逐瘀汤加人参 6 克、桂枝 6 克、泽泻 15 克、冬瓜皮 30 克，3 剂，水煎服。

2 月 21 日三诊：服药后尿量大增，水肿明显消减，心悸喘咳等症亦有减轻。前方继服 3 剂。

2 月 25 日四诊：紫绀明显减轻，水肿基本消失，不咳嗽，已能平卧，肝剑突下一横指，心率每分钟 92 次，头晕短气，疲乏无力，四肢不温。治拟益气温阳，佐以活血利湿。

处方：人参 6 克，黄芪 15 克，炙甘草 6 克，桂枝 6 克，炮附子 6 克，赤芍 9 克，丹参 12 克，白术 9 克，茯苓 12 克，5 剂，水煎服。

3 月 3 日五诊：服药自觉舒适，病情稳定。心率每分钟 86 次，心房颤动消失。前方继服 6 剂。

按：初诊误认为患者自服原方不效是因病重药轻，故仍用附子汤、苓桂术甘汤、五苓散合剂，加重药量，并增添了葶苈大枣泻肺汤，目的是加强益气温阳、利水消肿的作用。继服 3 剂，结果亦未生效。二诊察觉到，这次的病证是瘀血内阻为本，而水肿痰喘为标，故用血府逐瘀汤活血化瘀为主，结果药到病减，疗效显著。事实证明，初诊的治疗是主次颠倒，药证不符，临证未能做到"谨守病机，各司其属"，只重视"效不更方"，未注意"病移法易"。

2. 辛某，男，46 岁，济南运输公司，1977 年 10 月 20 日初诊。

病史：以往有风心病史，但未影响劳动。从去年下半年开始，常觉心慌憋气，不能参加重体力劳动。2 个月前因感冒发烧引起心悸气喘，胸腹胀满，夜间不能平卧，咳嗽吐痰，色白量多，至今未愈。

检查：面色灰暗，唇甲青紫，舌质紫红，边有瘀斑，苔白滑润，下肢略有浮肿。心尖区听到性质粗糙、音调较高、全收缩期、吹风样 Ⅱ 级杂音。两肺有散在性湿啰音及哮鸣音。脉见促象，心率每分钟 98 次。心电图：左心室肥大及劳损、频发性房性期前收缩。

诊断：风心病、二尖瓣关闭不全、心衰 Ⅱ 级。

辨证：证为心气虚衰，心脉血瘀，肺失肃降所致的心悸、痰喘。

治法：活血祛瘀，降气豁痰，佐以益气温阳。

处方：生地黄 12 克，当归 9 克，赤芍 9 克，川芎 3 克，桃仁 9 克，红花 9 克，枳壳 6 克，陈皮 3 克，苏子 9 克，桔梗 9 克，桂枝 6 克，3 剂，水煎服。

10 月 24 日二诊：服上方自觉病有好转，心率每分钟 92 次，仍有促脉。继服 5 剂。

10 月 30 日三诊：唇青舌紫，痰喘心悸明显减轻，能平卧，心率每分钟 88 次，脉象偶有间歇，口干多汗，短气乏力，手足不温，睡眠不好。证为气血不足，阴阳两虚。

处方：炙甘草 9 克，党参 12 克，桂枝 9 克，麦冬 9 克，五味子 6 克，生地黄 15 克，阿胶（烊化）6 克，丹参 12 克，酸枣仁 12 克，5 剂，水煎服。

11 月 8 日四诊：心悸、短气、汗出明显减轻，睡眠好，食欲差。心率每分钟 78 次，脉无间歇。心电图：窦性心律、左心室肥大及劳损。前方去阿胶、酸枣仁，加山楂、谷麦芽各 9 克，5 剂，水煎服。

按：临床上运用"标本缓急"的原则指导治疗，一般说来，多以治本为先，只有在标病特别严重甚至危及生命时，才采用先治标的方法。本病在初诊时，瘀血、痰涎虽然还未达到严重程度，但已阻碍了气血的正常运行，影响了脏腑的功能。因此，在治疗上便采取"急则治其标""祛邪以扶正"的方法，用血府逐瘀汤合苏子降气汤获得良好效果。但活血祛瘀、降气豁痰对人体也有一定的损害，使用时要掌握"无使过之，伤其正也"的原则。三诊时病情明显好转，治疗上已达到"常毒治病，十去其七"的法度，因此随即改用复脉汤合生脉散"扶正以祛邪"的方法。

3. 心气脱

主症：呼吸短促，汗出肢厥，恍惚头晕，脉微欲绝。

辨证：《素问·生气通天论》说："阳气者，若天与日，失其所则折寿而不彰。"由此可知阳气对人体生命的重要性。上述气促、汗出、肢厥、神昏、脉微等症，皆为元气欲散、真阳欲脱的危候。

治法："气聚则形存，气散则形亡"。在气散形亡的危急时刻，急需中西医结合进行抢救。首先争取"气聚形存"，但"积日之虚，衰亡之阳，非暂补可回"。俟阳气来复，病情稳定后，继用扶阳益阴、补阴纳阳的方法进行调理。方如六味回阳饮（人参、附子、炮姜、炙甘草、熟地黄、当归）、养心汤、复脉汤。

总之，风心病的证治，主要掌握疾病的标本缓急、虚实转化。采用"急则治其标，缓则治其本""虚则补之，实则泻之"的基本方法。这里的"标实"主要是指瘀血、痰涎、癥积、水肿等症状而言；"本虚"是指心气不足而言。发病初期，矛盾的主要方面是"本虚"而不是"标实"，所以用养心汤或复脉汤补心气、益心阳，是一个根本原则。但是，客观矛盾无不在一定条件下互相转化。心气虚，在病变过程中，可由虚生实，转化为瘀血、痰湿、水肿等标实的病证。这时宜用血府逐瘀汤、苏子降气汤、五苓散等活血化瘀、降气豁痰、利水消肿的方法以泻其实。因为这种方法，只能暂用，不宜久服，所以称为"急则治其标"。而临床往往根据病情的先后、轻重、缓急，采用"虚实兼顾"、"标本同治"的方法。如血府逐瘀汤加附子、肉桂、猪苓、泽泻，取其活血祛瘀，温阳利水；苏子降气汤合生脉散，意在理气豁痰，补气益阴；真武汤合五苓散，用于温阳利水等。

所谓"急则治其标，缓则治其本"，决不能绝对化，在急的时候未尝不须治本。如病情发展到阳气暴脱，急用参附汤回阳救逆，就是治本；养心汤在缓的时候用半夏、茯苓化痰去湿，也是为了治标。总而言之，不论标本虚实，急者先治，缓者后治，是一个根本原则。

心力衰竭

（一）心肾阳虚与心力衰竭

心力衰竭的主要临床症状有乏力心慌、气喘紫绀、下肢浮肿及肝脏肿大等。中医学认为，这些症状的发生与心肾的阳气不足密切相关。因为，正常血液的运行不息，不仅需要血液的充盈，而且有赖于心肾阳气的推动。如在疾病中损伤心肾阳气，即可出现疲乏无力、心跳加快、唇青舌紫、肝脏肿大等"气留而不行，血壅而不濡"的病理现象；同时由于肾虚不能纳气，阳衰不能化水，上可见咳逆喘促，下可见尿少水肿。若用温阳补气治之，可获良效。实践证明，心肾阳气虚衰与心力衰竭的病理状态是一致的。

（二）心肾阳气的生理病理

阳气是生命活动的物质基础。人体最根本的阳气是"肾气"。肾气由先天"精气"所化，它源于肾，作用于全身，具有促进人体生长发育，推动一切组织器官活动的功能，故又称肾阳为"诸阳之本""元气之根"。心居上焦，属火性动，心之阳气全赖肾阳资助。故心阳虚衰，除与心脏病损有关外，往往与肾阳不足有直接关系。但肾气的持续，需后天脾胃化生的水谷精微之气和肺吸入自然界空气的不断滋生，如脾肺功能失常，势必导致或加重心肾阳虚。因此，在心力衰竭的证治中，不仅要看到心脏病症的轻重缓急，还必须注意心与肾、肾与脾肺之间的因果关系。

另外，心气的正常功能有赖于肺气的肃降通调，脾气的升发统摄，肾气的固纳施泄，肝气的疏泄调达等共同协调作用。脏腑间的这种联系、促进、制约的生理关系一旦遭到破坏，任何一个局部发生病变，都会或早或迟、或多或少地影响心脏功能。同样，心阳虚衰亦可累及其它脏腑。心肾阳衰可以是整体变化的原因，又可以是整体变化的结果。因此，对心力衰竭的有效治疗，必须从局部到整体进行全面分析。

（三）. 辨证论治

心力衰竭主要表现为心肾阳虚所致的痰喘、水肿、血瘀。有效的治疗，不但在于正确运用补气温阳、祛痰利水、活血祛瘀等法，而且要在疾病的发生发展中善于找出各个阶段的主要矛盾。

1. 心肺气虚

早期心衰，主要反映在心肺气血的关系上，及时诊断、治疗，可以制止疾病发展，改善预后。

证候表现：气虚者，周身无力，神疲声怯，短气自汗，食少纳呆，舌质淡，苔薄白；肺气虚者，喘促，咳嗽，痰涎；心气虚者心悸怔忡，心神不宁，面色灰青，唇青舌紫，脉虚或结代。

辨证：除准确掌握气虚程度与心肺的发病特点外，还要注意以下几种变化。

①标本相移："气为血帅、血为气母"，"气行则血行、气滞则血瘀"，"诸血者皆属于心"，"诸气者皆属于肺"，由此可见心与肺是互相影响的。如咳喘日久，肺气损伤，就会导致心气不足，出现心悸气短、胸闷胸痛、心神不宁、唇青舌紫等现象；心气虚衰，血脉瘀阻，也会影响肺气的肃降，

出现喘促、咳嗽、痰涎的证候。因此，对心力衰竭的辨证，既要看到现时症状，也要注意心肺的标本相移。如肺病及心，则肺病为本，心病为标，治法应以益气为主，活血为次；如心病及肺，则心病为本，肺病为标，治法应为活血兼以补气。

②气血互损：在病理情况下，气病必损血，血病必损气。所以气虚或血虚的病人，常出现神疲、乏力、气短、面色苍白或萎黄、唇舌指甲色淡无华等气血双亏的病理现象，治疗时宜气血兼顾。

③气虚欲脱：气虚至严重阶段，或大量失血的疾病中出现汗多心慌，血压下降，脉象疾数无力，甚至晕厥等症，为元气欲脱之危候，宜急用益气固脱法治之。

治法：①主治法：针对主症，采用治本的方法。如益元气，补肺气，养心气。②兼治法：用于因虚而致的邪实证。如祛痰，利水，活血等法。③变治法：为了益气而补血，养阴而扶阳的一种曲折应变的治疗方法。如补血益气，滋阴纳阳等法。

主要药物：人参，补元气，有类似强心甙作用。黄芪，补肺气，具有强心利尿作用。甘草，补中气，利血复脉。五味子，敛肺气，纳肾气，有增加心血管系统张力和心肌收缩力，直接兴奋呼吸中枢的作用。

常用方剂：①保元汤（李东垣）：人参、黄芪、甘草、肉桂。②养心汤（《证治准绳》）：人参、黄芪、甘草、肉桂、五味子、当归、川芎、半夏、茯苓、茯神、远志、酸枣仁、柏子仁。③补肺汤（《永类钤方》）：人参、黄芪、五味子、熟地黄、紫菀、桑白皮。④生脉散（《内外伤辨惑论》）：人参、麦冬、五味子。⑤独参汤（《伤寒大全》）：人参。

方药运用：单纯气虚症状明显，心肺症状较轻者，用保元汤；心气虚损，心失濡养，心悸怔忡，心神不宁者，宜养心汤；肺气不足，肺失肃降，痰、咳、喘促者，宜补肺汤；气阴两虚，用生脉散；气虚欲脱，用独参汤。

2. 肾不纳气与心肾阳衰

肾为诸阳之本。肺气根于肾，心阳源于肾，故心肺阳气虚衰至一定程度必然损及肾阳。所以，心衰的主要病理表现为肾不纳气和心肾阳衰。

证候表现：肾阳不足者，短气乏力，神疲形瘦，畏寒肢冷，小便清，夜尿多，舌质淡，脉细弱。肾不纳气（左心衰竭）者，喘促日久，呼多吸少，气急不续，动则更甚，甚则喘息不得卧，肢体浮肿，面色苍白，皮肤湿冷，咯吐白色或粉红色泡沫样痰。心肾阳虚（右心衰竭）者，心悸怔忡，尿少水肿，面色灰暗，唇青舌紫，肝大癥积，脉象沉涩或结代。

辨证：气虚与阳虚性质相似，但气虚无寒象，一般病情较轻；阳虚有寒象，病情较重。"诸脏之阳，全赖肾阳以煦之"。故肾阳虚衰，必然出现畏寒肢冷、神疲形瘦、短气乏力等全身虚寒之象。

"肺为气之主，肾为气之根"。如肾气不足，不能与肺气相接，就会出现呼吸短促、动辄气急、肾不纳气等病理状态。如肾阳虚衰，水气犯肺，则见咳逆喘促不得卧，甚则面色苍白、皮肤湿冷、咯吐白色或粉红泡沫样痰。

"肾主水液"。肾对水液的调节，主要依靠肾阳的化生开阖作用。如肾阳虚衰，肾关开少阖多，就出现尿少尿闭、下肢浮肿的阴水证。心阳虚衰，不能温运血脉，则发生唇青舌紫、胁下癥积等血瘀肝大的征象。如阳虚水泛，水气凌心犯肺，则见心悸怔忡、气逆喘促等症。

此外，还要密切观察以下变化：

①阳虚损阴：肾阴肾阳，互为其根。阳衰日久，必然损及肾阴，出现"无阳则阴无以生"的病理状态。如在阳虚的病证中又见口干舌燥、便秘、五心烦热、小便赤热等症；在长期治疗中，过多运用发汗、温燥、泻下、渗利等耗液伤阴的药物；阴水证，单纯用温阳利水的方法治疗无效，反而加重；病程日久，肌肤甲错，形体消瘦等，则应考虑"无阴则阳无以化"的病变。治疗应从"阴中求阳"或"育阴涵阳"着手。

②虚实转化：心衰常表现有因实致虚、自虚生实、由实而衰、虚实相因的病理变化。如外感六淫，内伤七情或劳倦过度导致心肺阳气不足，则出现心衰的虚证；在气虚不能行血，阳虚不能化水的情况下，又可引起痰喘、血瘀、水肿等实证。所以，心衰的临床表现常常是虚中有实，实中夹虚，虚实交错。治疗时应根据不同病情，组方用药。

③发展与转归：心衰在心肾阳衰阶段，如辨证准确，治疗精当，病情可由邪实转为正胜，由阳衰转为气虚，趋向正气的恢复。如邪已极实，正已极衰，或反复感邪，治疗不当，则可陷于阳气欲脱或阴阳离决的危候，治疗需急用益气回阳救逆固脱之法。

治法：①主治法：补肾纳气，温阳化水；②兼治法：祛痰利水，活血化瘀；③变治法：阴中求阳，育阴涵阳。

主要药物：附子，补肾阳益心火；附子小量能兴奋迷走神经中枢，有强心作用。肉桂，益火散寒，温运气血，有扩张血管作用（一部分为中枢性，一部分为末梢性）。补骨脂，温补脾肾，助火壮阳，纳气平喘，有扩张冠状动脉及兴奋心脏的作用。胡桃肉，补肾、敛肺、定喘，含有丰富的钾及多种维生素。蛤蚧，补肺益肾，纳气定喘。冬虫夏草，补肺定肾，止血化痰，能扩张支气管，并有镇静、催眠作用。

常用方剂：

（1）用于肺肾：①人参胡桃汤（《济生方》）：人参、胡桃仁。②参蛤散（《验方》）：人参、蛤蚧。③大补元煎（《景岳全书》）：熟地黄、山茱萸、山药、杜仲、枸杞子、当归、人参、甘草。④右归饮（《景岳全书》）：熟地黄、山药、山茱萸、杜仲、枸杞子、炙甘草、附子、肉桂。⑤金匮肾气丸（《金匮要略》）：熟地黄、山茱萸、山药、茯苓、泽泻、丹皮、附子、肉桂。⑥黑锡丹（《和剂局方》）：金铃子、胡芦巴、木香、附子、肉豆蔻、补骨脂、沉香、茴香、阳起石、肉桂、黑锡、硫黄。⑦葶苈大枣泻肺汤（《金匮要略》）：葶苈子、大枣。⑧小青龙汤（《伤寒论》）：麻黄、桂枝、干姜、芍药、甘草、半夏、细辛、五味子。

（2）用于心肾：①真武汤（《伤寒论》）：附子、白术、茯苓、芍药、生姜。②五苓散（《伤寒论》）：茯苓、猪苓、白术、泽泻、桂枝。③济生肾气丸（《济生方》）：金匮肾气丸加牛膝、车前子。

（3）用于阳气虚脱：①参附汤（《妇人良方》）：人参、附子。②参附龙骨牡蛎救逆汤：人参、附子、龙骨、牡蛎。③六味回阳饮（《景岳全书》）：人参、甘草、附子、炮姜、当归、熟地黄。④回阳返本汤（《伤寒六书》）：附子、干姜、甘草、人参、麦冬、五味子、腊茶。

方药运用：治疗急性心衰，选药要功专力宏，治疗要抓住重点；治疗慢性心衰，要谨守病机，损益适度，"调节阴阳，以平为期"。

（1）肾不纳气（左心衰竭）：肺肾气虚者，宜用参蛤散、人参胡桃汤，以补肺益肾，纳气定喘。肾阴亏损、元气不足者，用大补元煎，取其从阴引阳，补元纳气。偏于肾阳虚者，宜黑锡丹温肾散寒，降逆平喘。阴虚不能化阳者，宜右归饮，取其阴中求阳，温肾纳气。阴阳俱虚者，宜金匮肾气丸，补阳育阴，化生肾气。水气犯肺者，宜参附汤、人参胡桃汤之类加葶苈子、车前子、苏子，或用小青龙汤加减，咯血者加三七粉、冬虫夏草、紫菀等。

（2）心肾阳衰（右心衰竭）：阳虚不能化水者，用真武汤合五苓散，温肾利水；阴阳两虚、肾衰不能化水者，宜济生肾气丸。

（3）阳气虚脱（心源性休克）：用参附汤或参附龙骨牡蛎救逆汤；阳随血脱者，宜六味回阳饮；阴衰阳脱者，用回阳返本汤。

3. 心肝瘀血

临床有时可见心衰经有效治疗后，心肾阳衰基本改善，喘咳、水肿等症状得以缓解，但心肝瘀血和腹胀纳呆等现象一时难以纠正，这不但影响正气恢复，而且是心衰的发病隐患。对此，应长期采用"坚者削之"，"血实宜决之"，"疏其血气、令其调达"等治法，使其"邪祛正自复"。

证候表现：胸胁闷满，心悸怔忡，胁下癥积，月经闭止，两颧暗红，唇青舌紫，脉象沉涩或结代；腹胀，食少纳呆，大便失调，目睛黄染等。

辨证："肝受气于心"，"肝藏血心行之"，说明心衰的肝血瘀积，主要是心气虚衰不能行血的结果，而心肝瘀血又常常影响心气运行，成为心气虚衰的病因。所以，心气转复以后，心肝瘀血即是治疗心衰的重要环节。上述的胸胁闷满、心悸怔忡、胁下癥积、脉结代等症，均为心肝瘀血的表现。腹胀纳呆、大便失调、目睛黄染等，则为肝郁抑土的主要证候。

治法：①主治法：活血化瘀；②兼治法：补气、理气、健脾。

主要药物：活血者，丹参、当归尾、川芎、赤芍、鸡血藤。化瘀者，桃仁、红花、大黄、泽兰。破血者，三棱、莪术、斑蝥、水蛭。

常用方剂：①桃红四物汤（《医宗金鉴》）：桃仁、当归、川芎、赤芍、生地黄、红花。②补阳还五汤（《医林改错》）：生黄芪、当归尾、地龙、川芎、赤芍、桃仁、红花。③血府逐瘀汤（《医林改错》）：当归、生地黄、桃仁、红花、枳壳、赤芍、柴胡、甘草、桔梗、川芎、牛膝。④膈下逐瘀汤（《医林改错》）：炒灵脂、当归、川芎、桃仁、丹皮、赤芍、乌药、延胡索、甘草、香附、红花、枳壳。⑤大黄蟅虫丸（《金匮要略》）：大黄、生地黄、桃仁、芍药、杏仁、甘草、黄芩、虻虫、水蛭、蛴螬、蟅虫、干漆。

方药运用：一般血瘀用桃红四物汤。兼气虚者，宜补阳还五汤。兼气滞者，胸胁闷满、心悸怔忡较明显，宜血府逐瘀汤；腹胀肝痛较显著，宜膈下逐瘀汤。肝瘀癥积较久者，宜大黄蟅虫丸或鳖甲煎丸。腹胀食少纳呆者，加焦三仙、砂仁、鸡内金。

（四）医案精选

1. 李某，男，62岁。心悸、喘咳、浮肿10余年，加重半个月。10年前出现心慌胸闷、下肢轻度浮肿，经某省级医院确认诊为风湿性心脏病。平素每遇感冒或劳累则病情复发，屡经西药治疗能够得到控制。近2年来病情有所加重，发作比较频繁，曾在山东中医学院附院住院3次，用中药治疗亦能很快好转出院。半个月来患者心悸、喘咳、浮肿明显加重，经用镇静、强心、利尿等西医常规治疗，不但不见效果，而且逐渐加重，于1978年10月6日又来我院治疗。

现主症：心悸不宁，喘促不得卧，倦怠无力，畏寒肢冷，食欲不振，头晕恶心，尿少色黄，口干，腹胀不敢饮，大便不畅，二三日一行。

查体：体温36.4℃，脉搏每分钟132次，血压13.3/12.0kPa。神志清楚，痛苦面容，颈静脉怒张，面色苍灰，口唇青紫，肝大剑突下5厘米，质较硬，下肢水肿，按之没指，腹水，舌紫暗苔白滑，脉细数无力。心率每分钟132次，心尖区双期杂音，舒张期奔马律，肺底湿性罗音。化验：血红蛋白105g/L，红细胞3.2×10^{12}/L，白细胞6.5×10^9/L，嗜中性白细胞0.64，血沉15mm/h。X线：左房大，双室大，肺淤血。心电图：左室大伴劳损。

西医诊断：风湿性心脏病（二尖瓣狭窄并关闭不全、Ⅲ级心力衰竭）。

中医诊断与辨证：本病属肾阳虚衰，水气凌心犯肺所致的心悸、喘咳、水肿。

治疗经过：根据中医辨证，结合以往的治疗情况，采用温阳利水、泻肺平喘的治法，方用真武汤合五苓散、葶苈大枣泻肺汤：熟附子9克，白术15克，茯苓30克，白芍9克，猪苓12克，泽泻15克，桂枝9克，葶苈子12克，生姜3片，大枣5枚，水煎服，每日1剂。

10月9日二诊：上方服3剂，不见效果，全身出现水肿，症状有所加重。考虑阳气虚衰严重，前方合防己茯苓汤、参附汤，加强益气温阳化水的作用（即前方加防己 12 克、黄芪 15 克、人参 9 克、甘草 3 克，熟附子增至 12 克）。水煎服，3 剂，每日服 3 次，2 天服完。

10 月 11 日三诊：症状不见消减，尿量反而减少。急则治标，重点利水以通阳，前方去白芍、甘草，猪苓改 15 克，泽泻改 30 克，加冬瓜皮、车前子、赤小豆各 30 克，3 剂，煎服法同前。

10 月 13 日四诊：诸症有增无减。根据"心痹者，脉不通"，"血瘀水停"的道理，结合唇青舌紫、面色灰暗、颈静脉怒张、肝大癥积等血瘀的表现，方用《医醇賸义》桃红化浊汤加减：桃仁 9 克，红花 9 克，赤芍 12 克，当归尾 12 克，泽兰 30 克，泽泻 30 克，车前子（包）30 克，丹参 18 克，赤小豆 30 克，冬瓜皮 30 克，煎服 1 剂，观察疗效。

服药后症无增减，继服 1 剂。10 月 15 日患者感觉腹胀加重，烦躁不安。看来扶阳化水、活血化瘀均无济于事。思考再三，决定试用阴阳双补、化生肾气的方法，以济生肾气丸用汤剂服用：熟地黄 18 克，山药 30 克，丹皮 9 克，泽泻 15 克，茯苓 30 克，山茱萸 12 克，牛膝 12 克，肉桂 6 克，炮附子 9 克，车前子（包）30 克，1 剂，水煎 500 毫升，分 2 次服。患者于 15 日晚 8 时许，服药 250 毫升，40 分钟后，小便通利，尿量明显增多，一次约 300 毫升。10 月 16 日，水肿明显消减，诸症皆有减轻。原方继服 3 剂，水肿基本消除，肾气虚衰得到恢复，症状明显改善，心率每分钟 85 次，血压 15.6/10.4kPa，心力衰竭得到控制。10 月 23 日，前方泽泻、车前子各改为 15 克，嘱服 10~20 剂，以补益肾气，巩固疗效。

按：心力衰竭是临床常见的疾患之一，有的患者经镇静、强心、利尿等西医常规治疗后，效果不明显或更加严重，这种情况便称之为难治性或顽固性心力衰竭，本病例就属这种情况。从患者临床表现来看，证属"肾阳虚衰、水湿内盛、水气凌心犯肺"似无疑义，但用温阳利水、降逆平喘的方法却无效，复诊加参、芪扶正以倾水，仍不见效；又根据湿盛阳微、通阳不在温而在利小便的道理，重点使用分消宣化、通利小便的药物，继而采用活血化瘀的方法，结果均告失败。看来前面的处理方法均在论理之中、法度之内，真武汤、五苓散、葶苈大枣泻肺汤的组合也胜于济生肾气丸温阳利水的功能，为什么适得其反，前者无效，而后者却起到不可思议的疗效呢？《景岳全书·传忠录》曰："阴阳原同一气，火为水之主，水即火之源，水火原不相离也。"石寿堂《医原》中也说："阳不自立，必得阴而后立，故阳以阴为基；阴不能自见，必得阳而后见，故阴以阳为统。"其原因就在于病变日久，阳虚损阴，阴虚损阳，阴阳双方无力相互资生，结果阴阳双亏，最终则导致肾气衰竭。真武汤虽能"益火之源以消阴翳"，而济生肾气丸以阴补阳，阳得阴助，生化无穷，其作用是真武汤力所不及的。

2. 张某，女，50岁，农民，1993年12月3日就诊。

患者风心病史20余年。平时感心慌气短、胸闷，劳累后重，时有下肢水肿。近1周来因劳累而致心慌加重，喘憋胸闷，双下肢凹陷性水肿，四肢发凉，怕冷，睡眠不能平卧，食欲不振，大便可，小便少，口唇紫绀，舌淡红苔薄白，脉促。心率每分钟120次，律不整。心尖区双期杂音，主动脉瓣区收缩期杂音。双肺底湿罗音。肝脏剑突下6厘米。心电图示快速房颤、心肌劳损。心脏彩超示二尖瓣狭窄并关闭不全、主动脉瓣狭窄。

诊断：心悸（风心病联合瓣膜病变、心力衰竭Ⅲ级、快速房颤）。

辨证：心肾阳虚，水湿内停。

治法：温补心肾，化气行水。

处方：真武汤合葶苈大枣泻肺汤加减。

炮附子12克，茯苓30克，白术15克，白芍20克，桂枝10克，葶苈子30克，当归12克，车前子（包）30克，甘草6克，大枣7枚，生姜3片，6剂，水煎服。

12月10日二诊：药后心慌、水肿有所减轻，仍气短乏力，食欲不振，舌脉同前，心率每分钟100次。

上方加生黄芪30克、生山楂30克，水煎服6剂。

12月17日三诊：药后诸症有所减轻，睡眠基本可以平卧，小便量多，水肿基本消失，舌红苔薄白，脉结，心率每分钟85次，双肺底少许湿罗音，肝脏剑突下3厘米。

上方继服6剂。

12月30日四诊：患者服上方6剂后感觉良好，又继服6剂。现病情稳定，劳累后心慌气短，能平卧，大小便正常，食欲尚可，口微渴，舌红少苔，脉沉细结，心率每分钟90次。以上方去桂枝，加阿胶（烊化）11克、麦冬30克，水煎服6剂。

按：真武汤合葶苈大枣泻肺汤温阳化气、泻肺消肿，是治疗心力衰竭的常用方剂，疗效颇佳。因其刚燥猛烈，过则有伤阴之嫌。本患者服用20余剂后，出现舌红少苔、口渴等症，即是伤阴之象，故减去温燥之桂枝，加用阿胶、麦冬养阴以配阳。这是在治疗心力衰竭时应当注意的一个重要问题。

3. 任某，女，47岁，护士，1998年3月12日就诊。

患扩张性心肌病 5 年。心慌，胸闷，气短，下肢浮肿，劳累后病情加重。长期间断服用地高辛、氨苯喋啶、双氢克尿噻、辅酶 Q_{10}、开搏通等药物，病情时轻时重。近因睡眠不好致病情加重，心慌气短，乏力胸闷，下肢浮肿，舌淡苔薄白，脉沉细弱。心率每分钟 120 次，律整，心尖区Ⅲ级收缩期杂音。双肺呼吸音粗，未闻及干湿啰音。

诊断：心悸（扩张性心肌病、心力衰竭Ⅱ级）

辨证：心肺气虚，水湿内停。

治法：补益心肺，利水消肿，佐以安神。

处方：生脉散加减。

人参 10 克，麦冬 30 克，五味子 6 克，泽泻 30 克，车前子（包）30 克，冬瓜皮 30 克，生黄芪 30 克，炒酸枣仁 30 克，6 剂，水煎服。

3 月 19 日二诊：药后水肿减轻，气力有所增加，仍睡眠欠佳，舌脉同前。

上方加夜交藤 30 克，水煎服。

4 月 3 日三诊：上方服用 12 剂，病情稳定，睡眠好转，仍下肢水肿，活动后心慌气短，舌淡红苔薄白，脉沉细弱，心率每分钟 100 次。

上方加肉桂 4.5 克、白术 12 克，水煎服。

4 月 15 日随访，患者服用该方 10 余剂，水肿减轻，病情稳定。

按：除劳累外，失眠也常常是心力衰竭加重的重要因素，该患者即是如此。除药物治疗外，还要注意病人的情志变化，消除失眠的原因也是非常重要的一个方面。

（五）经验方介绍

抗心衰方

组成：炮附子 6～10 克，黄芪 30～40 克，肉桂 3～9 克，白术 9～15 克，茯苓 12～24 克，人参 9～12 克，车前子（包）15～30 克，甘草 3～6 克。

用法：水煎服，每日 1 剂。

功用：温阳益气，利水消肿。

主治：用于阳气虚衰之心力衰竭。症见心悸气喘，四肢不温，乏力神倦，下肢浮肿，舌淡胖有齿痕，苔薄白，脉虚数或促。

加减：咳逆倚息不得卧者，加葶苈子、桑白皮；口干口渴者，加麦冬、玉竹；右胁下癥积者，加丹参、生山楂；水肿甚者，加泽泻、冬瓜皮、猪苓；心悸失眠重者，加炒酸枣仁、生龙牡。

心脏神经官能症

心脏神经官能症，发病多见于 20～40 岁的女性，尤其伴有更年期综合征时，患病率较高，临床以心血管系统功能失调的现象为主要表现，同时伴有一些神经衰弱的症状。心脏神经官能症本身无器质性病变，但可与器质性心脏病同时存在或在后者基础上发生。病情与过劳或精神刺激有密切关系。病程常迁延日久，难以治愈。

（一）病因病机

心脏神经官能症的原因是多种多样的，但以中枢神经功能失调，影响植物神经功能，造成心血管功能异常为主要原因。从中医理论上讲，其发病多因情志不舒，精神刺激，使肝气郁滞，郁久化火，进而导致肝火炽、心火炎，出现木火扰心之心悸、胸痛为主的心脏神经官能症；或因肾阴不足，心阳独亢，水不制火，出现心悸失眠等心肾不交的现象。在疾病的发展过程中，木火扰心可以是水亏火旺的病因，亦可为阴虚阳亢的结果，二者相互影响，相互转化，不是由实致虚就是因虚而致实。在辨证过程中，只有明确因自何起，证从何来，才能正确地把握病机，论治得当，获得良效。

（二）辨证论治

心脏神经官能症的症状繁杂而易变，但以心悸、胸闷憋气、心前区痛、头晕多汗、心烦失眠、疲乏无力等症为主要表现。而上述症状不论虚实皆可出现，所以在辨证论治中，根据发病原因之不同、患者年龄和个体的差异，大体可分为肝火炽、心阳亢和肾阴虚、心火旺两种类型。

1. 肝火炽、心阳亢

本证多见于 20～30 岁的青年人，有长期精神抑郁、情志不舒或工作紧张、严重惊恐等外在因素和神经脆弱的个体条件，逐渐由肝郁化火，伤及心阳，而出现肝心同病的心脏神经官能症。

主症：心悸，胸胁或心前区疼痛，急躁易怒，多梦，头晕头痛，面红目赤，两眼干涩，疲乏无力，大便干燥，小便黄赤，耳鸣耳聋，舌红苔黄，脉象弦数或弦滑。

变症：两手颤抖，肢体麻木，颈项牵强，头晕头痛较重，舌红少苔，脉弦数无力或沉弦细数等肝风内动、火热伤阴的征象。

兼症：恶心泛酸，脘痞嗳气，大便稀薄等肝气犯胃或木气乘土的征象。

治则：清肝泻心，柔肝宁神。

方药：清肝汤（《类证治裁》）合黄连汤（《治法机要》）加炒酸枣仁、柏子仁。

柴胡 9 ~ 12 克，黄芩 6 ~ 9 克，黄连 3 ~ 6 克，当归 6 ~ 9 克，白芍 6 ~ 15 克，川芎 3 ~ 6 克，甘草 3 ~ 5 克，炒酸枣仁 12 ~ 30 克，柏子仁 9 ~ 12 克。

方中柴胡、黄芩清肝泻火；黄连苦寒直折心火；当归、川芎养血柔肝；炒酸枣仁、柏子仁养心安神。

加减：热动肝风，手颤、项强、头晕者，加天麻、钩藤、葛根；伤阴者，加何首乌、生地黄、玄参；恶心泛酸加半夏、陈皮、瓦楞子；嗳气加佛手、生赭石、旋覆花；少食便稀者加白术、茯苓、山楂。

2. 肾阴虚、心火旺

病因多由心火炽盛，下及肾阴；或肾水不足，心火独亢。前者往往发于心肝火旺，后者多因素体亏损或病后失调所致。本症多见于 40 岁以上女性，常与更年期综合征同时存在，使病情复杂而多变。

主症：心悸失眠，咽干，自汗盗汗，头晕健忘，大便干燥，闭经，舌红少苔，脉象沉细数或时有促脉。

变症：下肢凉，五更泻，腰膝酸软，手足发胀，既不耐寒又不耐热，手足心汗等阴虚损阳的征象。

兼症：口苦烦躁，头痛耳鸣，或心悸不宁，不寐等阴虚生火之征象。

治则：滋阴泻火，交通心肾。

方药：黄连阿胶汤加减。

阿胶（烊化）6～9克，黄连3～6克，鸡子黄1枚（或用夜交藤30克代），鲜生地黄15～30克，白芍15～30克，黄芩6～9克。

方中阿胶、鲜生地黄滋肾水、凉心血；白芍、黄连酸苦缓肝、益阴泻火；白芍、生地黄酸甘化阴、养血柔肝；鸡子黄益心阴、通心气。

加减：阴虚损阳者加仙灵脾、巴戟天或合用二仙汤；肝火盛者，倍黄芩加栀子或用《伤寒保命集》之黄连阿胶汤（阿胶、黄连、栀子、鸡子黄）；阴虚阳亢者，用阿胶鸡子黄汤加减化裁。

对于心脏神经官能症的治疗，中药常用补心丹、归脾丸、朱砂安神丸等，皆有一定的疗效，个别病例出现心悸、时动时止者，用黄连温胆汤也可稳定病情。若从远期疗效来看，辨证着眼于肝、心、肾的病变，治疗着手于清肝泻心、交通心肾，可从根本上消除病变，解除患者的痛苦，为目前中医治疗心脏神经官能症较为理想的方法。

值得注意的是，在肝火扰心的部分心脏神经官能症中，特别是青年患者，因心电图常常表现为"窦性心动过速"或"心肌劳损"或伴有各种早搏，而往往被误诊为"心肌炎"或"心肌炎后遗症"，给患者造成很大的精神压力。同时，在水亏火旺、心肾不交的心脏神经官能症中，亦有不少患者心电图常常出现ST-T的缺血性改变，很容易被误诊为"冠心病"。而采用滋阴泻火的方法治疗，不但临床症状很快消失，其心电图亦随之恢复正常，同时可解除患者"冠心病"

的精神枷锁。

（三）病案举例

张某，43 岁，女，教师，病历号 64825，初诊日期 1985 年 3 月 26 日。

主诉：心悸、胸痛 9 年余，加重 1 年。

病史：患者 9 年前因丈夫病故、女儿生病，精神受到创伤，长时间不思饮食，彻夜不眠，头晕疲倦，血压偏高，经治疗身体逐渐恢复，此后则经常感觉心悸胸痛，失眠多梦，焦虑不安。多数医院按神经官能症治疗，也有的医生根据心电图怀疑冠心病。患者常年服用利眠宁、眠尔通、心得安、丹参片、冠心苏合丸以及中药养心安神等药物，病情时好时坏，始终未能治愈。

当时感觉心悸胸痛、怵惕不安较前明显加重，同时有心烦少寐，头面烘热，头晕耳鸣，口干咽燥，手心多汗，两膝冰冷，既怕冷又畏热，面目浮肿，四肢发麻，口干不欲饮，大便稀，小便频，半年来月经量少、延后，舌质红嫩少苔，脉弦数无力。

检查：患者精神萎靡，表情焦虑，面色黄而浮肿，两手轻颤，体温 36.8℃，血压 18.2/12.0kPa，心率每分钟 106 次，心尖搏动较强有力，心前区可闻及Ⅱ级收缩期杂音，心音亢强，心电图示窦性心动过速，偶发室性早搏，Ⅱ、Ⅲ、aVF 示 T 波低平。

西医诊断：心脏神经官能症。

中医诊断：肾阳虚心火旺型心悸。

治法：温肾阳，泻心火，交通心肾。

处方：上下两济丹合心肾两交汤加减。

熟地黄 12 克，山茱萸 9 克，当归 9 克，肉桂 3 克，黄连 3 克，白术 9 克，炒酸枣仁 15 克，人参 9 克，麦冬 9 克，白芥子 6 克，知母 9 克，黄柏 6 克，泽泻 15 克，水煎服，每日 1 剂。

二诊：上方服 6 剂，症状均有减轻，面部烘热及浮肿消失，疲乏汗出、四肢发麻仍较突出。前方去黄柏、知母，加黄芪 15 克、五味子 6 克、浮小麦 30 克。

三诊：上方服 12 剂，自觉症状基本消失，有时可因情绪激动或劳累过度而诱发心悸、胸痛，在情绪稳定或适当休息后症状自行消失。前方继服 12 剂。

四诊：服药后病情稳定，停中药后自服谷维素、心得安、补心丹、安定等药维持。近因受惊及气候突变，又出现心悸怔忡、怵惕不安、胸闷胸痛、心烦出汗等症，心率每分钟 98 次，心电图示偶发室性早搏，舌淡红，脉弦数。前方加珍珠母 30 克、生龙齿 30 克。

患者服该药后感觉良好，连续服用 2 个多月，全身状况逐渐好转，病情痊愈，恢复工作，一直未再复发。

按：心脏神经官能症，虽无器质性病变，但多数患者病程较长，证候复杂，治疗难以奏效，给病人带来很大痛苦。中医对本病主要有两种有效的治疗方法，一是柔肝抑火、养心安神，二是燮理阴阳、交通心肾。前者适用于 20～40 岁的青壮年患者，后者适用于 40 岁以上或更年期综合征的患者，本病例属后一种类型。

本例患者病变过程较长，从而形成了心肾不交的病理变化，出现肾不纳气、心不守神所致的心悸不宁、胸痛气短等主症，同时伴有少寐乏力、头晕多汗、心烦意乱、焦虑不安、头面烘热、口干咽燥、足膝冷凉、大便失调、小便频数、面目浮肿、四肢发麻等虚实兼见、寒热错杂的征象。正由于病证错综复杂，因而在治疗上往往出现似虚而不受补、似实而不宜泻，凉之则寒、温之则燥的现象，对方药的服用，有时也会初服有效，再用不灵。其心电图时而正常、时而加重，有时随心率的快慢或加重或恢复。这些现象都和阳虚火旺、阴阳偏衰的病理变化有相应的关系。因此，对本例病人的治疗采用了上下两济丹合心肾两交汤，以人参、白术配肉桂，温阳以扶阴；熟地黄、山茱萸、当归、麦冬伍黄连，育阴以涵阳；白芥子通降活络；酸枣仁养心安神。全方共奏调阴阳和气血、益肾宁心等功效，从而达到水火既济、阴阳相交，使机体自身功能协调，内在环境稳定，疾病则很快得到痊愈。

偏头痛

偏头痛的主要原因，是"由于风邪客于阳经，其经偏虚也，邪气凑于一边，痛连额角，久而不已"。多年来，周老根据"正虚邪乘，正邪相击则痛"的道理，对偏头痛的治疗，验证了两个比较有效的方剂。

方一：顺气和中汤（《证治准绳》）

黄芪 15～30 克，人参 6～9 克，白术 6～9 克，白芍 12～15 克，当归 9～12 克，陈皮 3～6 克，柴胡 9～15 克，升麻 3～6 克，蔓荆子 6～9 克，川芎 9～15 克，细辛 3 克，甘草 6～9 克。

运用要点：

（1）使用本方不要局限于头痛绵绵、体倦乏力、食欲不振、短气自汗、脉象虚弱等典型气虚的证候。

（2）用于病程较久，发作频繁，一触即发，发作时或出现偏麻、汗出等，即使头痛剧烈，甚至波及全头，一般服之立效。

（3）如病程较短，疼痛剧烈，发作次数较少，方中祛风药采用大剂量，再加白芷12～15克。

（4）痛止后，根据病情的轻重、新久，继服补中益气汤或丸1周至1个月左右，固本扶正以防再发。

（5）如患者平素怕冷或常因寒冷而发，加炮附子9～12克、吴茱萸3～6克；恶心呕吐加生赭石、半夏、吴茱萸。

方二：清上蠲痛汤（《寿世保元》）

当归9～15克，川芎6～12克，白芷9～15克，细辛3克，羌活6克，独活6克，防风9克，菊花9克，蔓荆子6～9克，苍术9～12克，麦冬6～12克，甘草3～6克，黄芩6～12克。

运用要点：

（1）使用本方不限于头晕心悸、舌淡及头痛的左右偏正新久。

（2）妇女月经来潮前发作，或因气候突变而诱发。

（3）发作时头痛胀热，加生石膏30克，增加黄芩用量。

（4）痛止后，根据病情新久、轻重，继服加味四物汤15～30剂，可防复发。

曾治李某，女，42岁，本院职工。偏头痛2年，每于月经前发作，每次发作剧烈头痛1～3天，初用咖啡因、麦角胺有效，以后效果不明显，又因有高血压病而停用。后每于头痛发作即服用清上蠲痛汤1剂，疼痛即止，但仍于月经前复发。后于疼痛未发作时，先服清上蠲痛汤止痛，继用加味四物汤养血扶正。生地黄 18 克，当归 15 克，白芍 15 克，川芎 6 克，黄芩 9 克，菊花 9 克，蔓荆子 6 克，香附 12 克，服 15 剂，偏头痛未再发作。

慢性胃炎

慢性胃炎临床主要表现为脾失健运、胃失和降、中焦阻滞、虚实夹杂的病证。

胃失和降，多由气郁而湿滞，湿滞而热生，湿热互结，脾胃失和而致。一般病程较短，身体状况较好。以脘腹胀满痞闷，嘈杂吞酸，食后腹痛，嗳气恶心为主症，舌苔白厚或黄厚，脉象沉弦或弦滑为特征。相应的治疗方法为辛开苦降、化湿清热。如以气郁湿阻，脘腹胀满疼痛，嗳气恶心为主，舌苔白厚质地坚敛，脉象沉弦者，宜用加味平胃散（《寿世保元》：苍术、半夏、厚朴、陈皮、木香、香附、枳实、神曲、山楂、干姜、川芎、甘草）。舌苔白腻，有化热趋向者，用六郁汤（《医学入门》：苍术、半夏、陈皮、砂仁、赤茯苓、香附、栀子、川芎、甘草、生姜）。湿热互结，脘痞胸闷，恶心欲吐，口苦口臭，舌苔白腻或黄厚，脉弦数者，用半夏泻心汤，效果相当可靠。一般用量，半夏 9 克，干姜 3 克，黄芩 6 克，黄连 3 克，党参 12 克，炙甘草 3 克，大枣 3 枚，多数病人服 3～5 剂即有明显效果。

脾虚失运，大多由实而虚，日久失调，损伤脾胃，出现中焦虚寒的病证。一般病程较长，身体状况较差。以脘腹饱闷，食少纳差，腹泻隐痛，面色姜黄，肌肉消瘦，疲乏无力为主症，舌淡苔薄白或白厚松浮，脉象虚弱为特征。治疗本证的有效方法为温中健脾、益气养阴。如脾胃虚寒，湿热未尽，舌淡苔白厚，质地松浮者，宜用加味连理汤（《医宗金鉴》：人参、白术、茯苓、甘草、干姜、黄连）。脾胃虚寒，舌淡苔薄白，宜用加减大建中汤（《普济方》：黄芪、白术、炙甘草、白芍、当归、川芎、肉桂）。脾胃两虚，气不化津，出现舌质淡红，苔白厚松浮糙干或舌质光红无苔，前者为气阴两虚不能化湿，上方去肉桂、川芎，加沙参、麦冬、五味子、砂仁、陈皮，后者加人参、麦冬、五味子、玉竹以益气养阴。这里必须注意，本证的舌质光红无苔，属气虚不能化阴，与热邪劫阴之光红无苔有本质的不同。如果单从养胃阴着手，不从脾气虚论治，难以取得理想的效果。

对慢性胃炎的正确治疗，固然与正确的辨证有关，而方药的运用也非常重要。治疗上的失败，往往不在辨证，而是因方药的主次和剂量运用不当而致。如在实证中使用理气、化湿、清热和补气扶正的药物，必须严格掌握理气而不伤正，化湿而不助热，清热而不碍湿，补虚而不恋邪的原则。对虚证的治疗，"虚者补之，寒者热之""损其脾者，调其饮食，适其寒温"，这是理所当然的，但药物的运用必须做到补而不滞，温而不燥，补阳需益阴，补阴需培阳，如果稍有所偏，不但不见功效，反而出现不良反应。

诊余漫话

一、活血化瘀法的临床应用

瘀血，在中医学领域中涉及面较广，为临床辨证中的一项重要内容。活血化瘀法是与之相应的治疗方法。这种方法，在历代医家的实践中，积累了很多行之有效的治疗经验。随着医疗的需要和学术的发展，近年来对活血化瘀的研究步步深入，临床疗效不断提高。但也出现了另一种倾向，有人既不遵循中医的理法，又无科学实验资料可据，将活血化瘀法过分夸大，甚至把它说成"虚则能补，实则能泻，寒则能温，热则能清"等，这就有些荒谬了。为了全面了解、系统掌握中医传统的用药规则，现将活血化瘀法的临床应用简述如下。

（一）活血化瘀法的意义与作用

活血化瘀法是运用和血行血、活血化瘀以及破瘀散结的药物，来治疗某些病因引起的气血失调、脏腑失和所产生的血行不畅、瘀血阻滞、血结癥积等各种"血瘀"病证的方法。

本法有调和气血、活血散结、软坚化积、攻逐祛实的作用，所以在"八法"中属于"消法"的一部分，亦即《内经》中"结者散之""坚者削之""血实者宜决之"的治疗方法。

（二）活血化瘀法的适应证

血液运行周身，循环不息，才能发挥其"濡养五脏，洒陈六腑"的正常生理功能。如血流不畅或局部血液阻滞，即可出现"血瘀"的病证。其主要临床表现有以下几个特点。

1. 证候

疼痛：疼痛是"血瘀"最重要的表现之一。瘀血阻滞经脉，不通则痛。这种疼痛的特点为：①疼痛部位固定不移，不像风邪的疼痛游走不定，气滞的疼痛时聚时散；②疼痛的性质常呈刀割、针刺，或持续疼痛，经久不愈，即所谓"久痛入络"；③疼痛多在午后、夜间发作或加重。

肿块：如外伤撞跌，伤处出现瘀血青紫肿胀，或内脏癥积，以及痈疽疮疡初起的肿痛等。

出血：如出血性紫癜、吐血、咯血、二便下血以及子宫出血等。但这种"瘀血不去，新血妄行，血不循经"的出血特点是血色多呈紫黑色或块状，而且常伴有疼痛。

神经精神症状：如麻木、抽搐、肢体瘫痪等"瘀血不能养筋"的神经症状；失眠、烦躁、怔忡、健忘、闷瞀，甚至狂妄不安、精神错乱等"瘀血乘心"的精神症状。但上述诸症，虽然常为瘀血、血结、蓄血所致，但并非为瘀血的特有症状，临床必须兼见其它瘀血证候或排除其它病因，方可诊断为瘀血病证。

全身症状：如面色黧黑，两颊紫红，肌肤甲错，干燥无光，颈静脉怒张，青筋暴露，血丝，血缕，酒渣鼻，指甲青灰等。

2. 舌诊

舌多呈少苔或无苔，舌质青紫、瘀斑、瘀点。如热性病中热伤营血出现瘀血症状，则舌质绛紫无苔，或舌质绛紫，望之干，扪之湿，皆为内有瘀血的重要表现。

3. 脉象

瘀血的主要脉象为"涩脉"，但亦可见到沉、牢、弦、细以及滑、实、结代等脉象。

(三) 活血化瘀方药的选用

由于血瘀证有轻重、标本缓急以及发病部位的不同，因此在选方用药时，要根据其性能的强弱、配伍的主次，以及部位的表里、上下，做到选药适宜，组合得当，临床才能发挥应有的效能。

1. 根据方药作用的强弱

（1）**和血行血**：这类方药性能平妥，作用缓和，有养血和血、行血通络的作用。临床适用于瘀血症状较轻，或其他病症而兼有瘀血表现者。

常用药物：当归、川芎、丹参、鸡血藤、赤芍、毛冬青、益母草、牛膝、王不留行等。

代表方剂：佛手散、丹参饮、芎归养血汤。

（2）**活血化瘀**：此类方药作用较强，有活血、化瘀、止痛作用，为活血化瘀的主要方法。适用于瘀血症状较为明显，或疼痛较为严重的病证。

常用药物：桃仁、红花、乳香、没药、郁金、姜黄、延胡索、五灵脂等。

代表方剂：桃红四物汤、胜金散等。

（3）破血散结：方药作用强，多有毒性，有攻坚消积、通经活络、祛瘀生新的作用。常用于瘀血积结，或瘀血日久，经络不通，营卫不调，脏腑失和所致的各种瘀血病证，如癥积、痹证、干血痨等。由于此类药物的性能多较强烈，因此在临床应用时，多与其它活血化瘀的药物配合应用，或作为攻补兼施的合用法，或为丸剂，作为轻削缓攻的软坚法。

常用药物：三棱、莪术、大黄、急性子、干漆、阿魏、穿山甲、水蛭、虻虫、地鳖虫、蜣螂等。

代表方剂：下瘀血汤、大黄䗪虫丸。

上述三法，有时可根据病情的轻重缓急联合应用。但在一般情况下，破血散结往往可与活血化瘀或和血行血的药物并用，而和血行血或活血化瘀多不与破血散结的药物兼施。

2. 作为方剂中的主要药物

瘀血，在疾病中的发生与发展，不外两种因素，一是由瘀血而诱发疾病，一是由疾病而引起瘀血。也可以说，前者以瘀血为本，病证为标；而后者以疾病为因，瘀血为果。用活血化瘀作为方剂中的主药，目的是为了治疗病因，解决疾病的根本问题。经常运用的方法有下列几种：

（1）活血止痛：根据"不通则痛"的道理，活血化瘀本身就具有止痛作用。但有的活血化瘀药具有两重性，既能活血又能止痛，对瘀血引起的疼痛最好选用这类药物。

常用药物：延胡索、乳香、没药、五灵脂、郁金、姜黄、降香等。

代表方剂：手拈散、七厘散。

（2）活血祛风：中医学经过长期的实践，总结了"治风先治血，血行风自灭"的治疗经验。如眩晕、抽搐、偏枯以及皮肤瘙痒等症，往往是由瘀血所致，治疗这类疾病，必须以活血为主，临床才能达到息风的目的。

常用药物：生地黄、当归、川芎、赤芍、丹皮、路路通等。

代表方剂：治风六合汤、当归饮子、防风当归散、桃红饮等。

（3）活血止血：治疗出血的病症，不能单靠止血的药物。对于出血而有瘀血见症者，由于瘀血不去，血不循经，出血不易停止，故当应用活血化瘀之法，求其"经脉以通，血气以从"，达到血行而止血的目的。但要重视"善止血者，且无凝瘀之弊"的原则，在选方用药时，必须采用既有活血、又有止血作用的方药。

常用药物：旱三七、茜草、蒲黄、仙鹤草、花蕊石、小蓟等。

代表方剂：蒲黄散、茜草根散。

（4）化瘀逐水：瘀血阻于肝脾脉络，或心阳虚衰，气滞血瘀，导致水湿内生，症见肝脾大，脉络怒张，面色灰暗，唇舌紫褐，兼见腹水肢肿，必须运用活血化瘀、行气逐水之法，使其血活水消。

常用药物：泽兰、赤芍、桃仁、红花、当归尾、丹皮、丹参等。

代表方剂：泽兰汤、化瘀汤。

（5）活血通络：因肌表经络阻滞，营卫不调，气血不畅，而引起肢体关节疼痛、肿胀、麻木、拘挛、僵硬、伸屈不利等症。治疗上宜用活血通络、虫类搜剔之类的方药。

常用药物：路路通、丝瓜络、王不留行、川芎、红花、皂刺、斑蝥、蜂房、穿山甲、地龙、老鹳草等。

代表方剂：身痛逐瘀汤、着痹验方。

3. 作为方剂中的辅助药物

瘀血，在发病过程中往往是其它疾病中的一种症状。在这种情况下，必须寻找病因，进行根本的治疗，同时也要根据瘀血的症状，配合适当的活血药物，采用因症同治、标本兼施的处理方法。常用方法：

（1）疏风活血：本法常用于风寒阻络、经脉收引所致的瘀血头痛或关节痛。治疗时要在疏风为主的方剂中佐以活血药物，这样不但有利于血活络通，而且有助于养血祛风。

常用药物：当归、川芎。

代表方剂：川芎茶调散、人参败毒散、防风汤等。

（2）清热活血：如化脓性感染，痈疽疮疡的初起，发生赤肿焮痛，乃因热毒郁结、气血不通所致，因此在运用清热解毒以消除病因的同时，佐以活血行瘀，以达到热清肿消、血活痛定的功效。

常用药物：赤芍、丹皮、乳香、没药、皂刺、穿山甲、当归尾。

代表方剂：仙方活命饮、犀黄丸。

（3）凉血活血：热邪入于营血，症见斑疹、谵语、舌质绛紫等，乃因热毒伤阴、血行不畅所致。治法必须应用清营凉血结合活血化瘀的方法，即叶天士所谓"入血则恐耗血动血，直须凉血散血"的原则。

常用药物：赤芍、丹皮、丹参、紫草等。

代表方剂：清营汤、犀角地黄汤。

（4）温经活血：阴寒内盛往往引起血脉涩滞，发生瘀血的病证。如《素问·调经论》有"阴盛生内寒……则血凝泣，凝则脉不通，其脉盛大以涩，故中寒。"这种情况多见于阳衰阴凝的瘀血证，或妇女冲任虚寒、瘀血阻滞的月经不调。治法必用温经散寒、养血祛瘀之法。

常用药物：桃仁、红花、当归、川芎。

代表方剂：急救回阳汤、温经汤。

（5）理气活血："气行则血行，气滞则血瘀"。气滞证，多与情志失调、肝失疏泄有关，所以临床表现以胸胁疼痛、胀闷为主。在方剂组合时，应在疏肝理气的方剂中佐以活血养肝的药物，促其气血流畅，疼胀得解。

常用药物：川芎、当归、延胡索、赤芍、丹参等。

代表方剂：柴胡疏肝散、金铃子散。

（6）益气活血："气为血之帅"，血液流行周身，全靠气的推动，如中风病的肢体麻木、半身不遂、疲乏无力，多因气虚不能运血，瘀血不能养筋而致。故在治疗时，多用补气活血、祛瘀通络的方法。

常用药物：当归尾、川芎、赤芍、桃仁、红花。

代表方剂：补阳还五汤、黄芪桃红汤。

（7）补血活血：阴血不足，营虚血滞。症见月经不调、崩中漏下、脐腹作痛。应用补血法时，要做到补而不滞，活血生新，故用补血活血、动静相须的方法最为适宜。

常用药物：当归、川芎、丹参、鸡血藤。

代表方剂：四物汤、鸡血藤汤。

4. 按瘀血的部位选方用药

我国清代著名的医学家王清任在《医林改错》中，根据

《内经》提出的"血实宜决之，气虚宜掣引之"的治疗原则，创立了十几个活血化瘀的方剂，并主张按瘀血所在部位选方用药。

上部，用通窍活血汤，取其辛通升散、通窍活血。

外部，用身痛逐瘀汤，取其祛风通络、化瘀定痛。

胸部，用血府逐瘀汤，取其疏肝理气、宣上导下，以逐胸中血府之瘀血。

腹部，用膈下逐瘀汤，取其理气行滞、化瘀散结，消逐腹内癥积痞块。

少腹部，用少腹逐瘀汤，取其通下祛瘀、温经散结、活血止痛。

综上所述，活血化瘀法的临床应用，不能凭空臆测，要重视前人的实践经验，以辨证论治为基础，以传统的用药理论和治疗原则为依据，在整理、研究前人经验的同时，通过新的观察和科学实践，不断探讨活血化瘀法的实质，开辟活血化瘀法的新用途。

二、谈血虚与贫血

血虚与贫血，不但在词义上有些相似，而且在临床表现和治疗方法上又有些重合交叉，因此，有人常把血虚与贫血当作相同的病证来处理，往往造成不良的医疗后果。如有人认为四物汤是补血的，一遇到贫血的病人就首先考虑应用四物汤；也有的把血虚的证候或补血的适应证直接写成面色皮肤唇甲苍白、眩晕乏力、心悸、舌质淡、脉象细数等慢性贫血的症状。这样一来，更会使人误认为血虚与贫血是名异而实同的一种病证，治疗贫血应用养血补血的四物汤是理所当然的。

其实，血虚与贫血是中、西医两种截然不同的概念，决不能混为一谈。中医所说的血虚，是指体内阴血亏虚不能濡养脏腑、肌肉、经脉的一种病理现象。具体来说有心血虚、肝血虚和心脾血虚的不同。心血虚的症状多为心悸、怔忡、健忘、不寐、脉涩；肝血虚的症状多为眩晕、眼花、目涩、手足发麻、四肢拘挛、皮肤干燥、月经不调、闭经或月经量少；心脾血虚的明显症状为心悸、食少、乏力，以及月经不调、崩漏失血等症。中医对上述病证的治疗，除了由痰、火、水、气所致之外，主要采用补血养心、养血柔肝、健脾生血等方法。这里所说的血虚，除了心脾两虚有部分贫血外，单纯的心血虚或肝血虚很少是贫血病。

现代医学所说的贫血，是指单位体积血液中红细胞、血红蛋白或红细胞比积低于正常值的一种病理状态。贫血病人在中医辨证中，除有血虚症状外，主要还有乏力倦怠、呼吸短促、面色㿠白、畏寒肢冷、浮肿、舌淡、脉虚等气阳不足的现象。也可以说，血虚是因阴血的亏耗，贫血是因气阳的不足。

再从四物汤养血补血的功用来看，它的主要适应证是肝肾阴血不足所致的冲任虚损、月经不调、胎动不安、血下不止等，实际上是用治血虚，不适于治疗贫血。四物汤的性能虽然静中有动，但终属阴胜腻滞之品，用治贫血的病人，不但无益，反而会出现食少、便溏、神疲乏力等阳虚阴盛的现象，以致造成阳无以生，阴无以长，愈补血血愈贫的不良后果。如治疗心血不足、健忘不寐的养血清心汤；治疗血虚五心烦热，昼则明了，夜则发热的四物二连汤；治疗心血不足、心悸怔忡的四物安神汤；治疗血虚肝郁、月经不调的加味四物汤；治疗血下不止、胎动不安的芎归胶艾汤等。如果认为血虚等同于贫血，将此类方剂也用于治疗贫血，只能有害无利，不会收到好的治疗效果。

中医认为贫血的原因是"无阳则阴无以生"，"有形之血不能自生，生于无形之气"。所以，治疗慢性贫血不但需要"扶阳益阴、补气生血"的方法，即便急性失血，亦必须遵循"有形之血不能速生，无形之气所当急固"的原则，采用"益气固脱、补气生血"的方法。如贫血表现为气血两虚者，宜用圣愈汤或八珍汤；阴阳两虚明显者，宜用人参养荣汤或十全大补汤；伴有心悸失眠、食少便溏者宜用归脾汤。严重的贫血，往往存在肾阳的不足，必须采用补阳益阴、填精益髓、化生精血的方法，才能取得一定效果，常用方剂如薯蓣丸、右归丸之类。

总之，血虚是单纯阴血不足，而贫血是气血阴阳俱虚。贫血可涵有血虚，而血虚不一定贫血，二者不得混同。

三、谈心肾不交

"心肾不交"的概念，说起来很简单，而在实际临床应用中往往不够明确。如有人认为，凡是肾阴虚、心火旺引起的疾病，均可用心肾不交来解释；亦有人主张，凡是心悸、不寐、健忘、遗精等病证，均与心肾不交有关；还有人用交通心肾的朱雀丸、交泰丸治疗肾阴不足、心火独亢的疾病。

心肾不交学说，始于《素问·六微旨大论》："相火之下，水气承之"、"君火之下，阴精承之"。后世医家多从阴阳两交、水火既济论述。如《景岳全书》载："阳并于上，阴并于下，阴阳不交。"《医宗必读》曰："火性炎上，故宜使之下；水性就下，故宜使之上。水上火下，名之曰交。交则为既济，不交为未既济。"明·周之干在《慎斋遗书》中曾经这样提出："心肾相交，全凭升降。而心气之降，由于肾气之升；肾气之升，又由心气之降。"从他的观点来看，心肾不交，无疑是由"肾气不升、心气不降"所致。持这种看法的人虽然较少，但这种病证临床并非少见。因此，对心肾不交的认识，不能局限于水火不济，应当意识到阳气的不足。所以在具体辨证中需要注意下列几种情况。

1. 火旺引起水亏：本证以舌红苔黄少津、大便干、小便赤、口干心烦、脉数为主症，兼见心悸、失眠、遗精。

2. 阴虚引起阳亢：本证以消瘦乏力、五心烦热、舌红少苔、脉细数为主症，兼见心悸怔忡、失眠健忘。

3. 心气不足、肾气不纳：本证以气短胸闷、神疲乏力、舌质淡、脉象虚数为主症，兼见健忘耳鸣、心悸多梦。

4. 肾阳不足，蒸化无力所致的肾水不升、心火独亢：本证以畏寒恶热、口干苦、腰膝冷、心烦、便稀、时而失眠、时而嗜睡、舌质淡红为主症，兼见心悸、失眠、健忘。

治疗心肾不交病证的方法，不同于虚则补之、实则泻之的一般处理方法，原则是：补心须实肾，补肾须实心；既要泻又要交，既要补又要通。在《慎斋遗书》中曾有这样的记载："欲补心者须实肾，使肾得升；欲补肾者须宁心，使心得降……乃交心肾之法也。"治疗水亏火旺用黄连阿胶汤，方中胶、芍之壮水实肾，正是为了芩、连之降火宁心，鸡子黄从中起到交通心肾的作用。治疗阴虚阳亢的补心丹，方中当归、丹参的补血宁心，也是为了生地黄、玄参的实肾宁心，朱砂镇心，桔梗载升，远志、五味子交通心肾，诸药共奏滋阴镇阳、交通心肾的功效。朱雀丸中人参益气生神，使心之神明下通于肾，沉香纳气生精，使肾之精华上交于心，茯神交通心肾，诸药共组成治疗心气不足、肾气不纳之健忘耳鸣、心悸神疲等症的主要方剂。交泰丸中之肉桂温水生津、引火归元，黄连降火宁心，二者一阴一阳，水火相交，故为治疗肾阳不足、心火独亢的主方。

总之，对心肾不交的认识，不能单纯理解为水亏火旺，而水亏火旺也不都是心肾不交。朱雀丸、交泰丸治疗的心肾不交就不是水亏火旺，知柏地黄丸、玉女煎治疗的水亏火旺也不能算是心肾不交。所以，临床必须既见肾水亏、心火旺或心肾阳虚的主症，又有心悸、不寐、健忘、遗精等兼症，才能诊断为心肾不交的病证，否则，就不应称为"心肾不交"。

四、"无症可辨"怎么办

辨证论治是中医诊疗疾病的基本特点，而有的病人，临床无明显的症状可辨，常常无法判断病证的性质。如有的病人，只说本人患有某种疾病，而从主观感觉和客观诊察上，辨不出疾病的虚、实、寒、热；也有的患者，只是通过某项检查证明有某种病证，而主观感觉上未发现异常。像这类病人，临床要把握疾病的本质，得出正确的辨证结论和进行恰当的治疗，具有一定的困难。遇到这种情况怎么办？《素问·至真要大论》对治疗前的辨证曾提出这样的要求："谨守病机，各司其属，有者求之，无者求之，盛者责之，虚者责之。"对这种没有外在表现的患者，关键在于"无者求之"，即要追寻它的病理迹象。如何进行追究呢？

（一）首先要从病史与疾病的因果关系中寻求线索

过去病史与现在病史往往存在着直接关系，要正确认识现有病情，必须了解病变如何发展而来。如检验发现患者有蛋白尿，若每于起床活动后尿蛋白逐渐出现，长时间站立、行走，尿蛋白的含量随之增多，平卧休息后尿蛋白含量减少或消失，则应考虑证属气虚不摄，治疗用补中益气汤合水陆二仙丹，有相当好的效果。如患者有风水病史，应考虑蛋白尿的出现与肺气不足、脾气不摄、肾气不固有关。如患者张某，女，13 岁，学生，检查有蛋白尿 1 年多，于 1976 年 9 月 12 日就诊。患者于 1 年前患咽痛、感冒发热后，出现面目浮肿，伴有头痛、恶心、纳差、尿少、血尿、蛋白尿及管型，在某部队医院诊为急性肾炎，用青霉素及维生素 C 治疗 3 个月，症状消失而出院。以后曾因外感复发 2 次，均经治疗于 3 周内恢复，唯蛋白尿至今尚存。现除蛋白尿（＋）~（＋＋）外，临床无异常表现。

根据患者病史与疾病的因果关系，疾病初期为风邪外袭、肺气不宣、脾气不运、肾气开阖不利所致的体内水液潴留，泛滥肌肤的风水病。经住院治疗 3 个月后，病邪已除，正气基本恢复，临床表现痊愈，而疾病过程中对肺气与肾气的耗伤，则从两次外感复发与蛋白尿的出现显示出来。肾气不固是由于肾阴肾阳双方的不足，因为肾阴肾阳仍能保持低水平的相对平衡，所以患者在主观上并无阴虚则热或阳虚则寒的症状，临床显示不出明显的虚象，只有通过实验检查显示出来。据此，拟定补肾阴、益肾阳、化生肾气、固摄肾精的原则，组合了大补元煎、水陆二仙丹、黄芪大枣汤。服用 12 剂，检查尿蛋白（＋），继服 24 剂，尿蛋白消失。3 个月和半年后复查，尿蛋白仍为阴性。

（二）从正常中辨异常，在治疗效应上验辨证

所谓正常，往往是相对而言。如有的病人心率每分钟八九十次就出现心悸、胸闷的感觉；亦有的血压在 18.2/11.7kPa 就有头痛、头晕的表现。因此，每当从患者的疾病中辨不出病变属性时，必须注意病证的常中之变。有些临床难以明辨的疾病，可以通过治疗效应验证是否正确。如患者刘某，男，62 岁，于 1983 年 5 月 3 日就诊。3 个月来经常心慌、胸痛，无明显诱因，平时无任何不适，脉缓（每分钟62 次）。心电图示慢性冠状动脉供血不足。血压 15.6/9.6kPa。用益气通阳活血化瘀法治疗 1 周，胸痛发作 3 次，较治疗前有所增加。后来从病历发现，患者每当胸痛发作前后，出现心率增快，每分钟 85 次左右，脉象变数，血压升高（19.5/11.7kPa）。

从患者发病与未发病时的心率、脉象、血压的变化来看，均在正常范围，而心悸、胸痛的发作，大多在心率偏快、脉象偏数、血压偏高的时候。据此推测，阴血不足、心肝阳亢是诱发心悸、胸痛的主要原因。治法改用滋阴养血、清心安神，方用《寿世保元》养血清心汤，服用 6 剂，胸痛未再发作。因出现大便稀，每日 2 次，后改用三甲复脉汤，以滋阴潜阳，服用 18 剂，半年未再复发。

总之，疾病的过程是复杂的，表现形式是多样的。无症状、无体征，不等于无病变。只要临床善于思维，从常知变，从外知内，从疾病的因果关系和疾病的变化比较中，就能够作出较为切合实际的辨证和治疗。

五、从"效不更方"谈起

在医疗上"效不更方"和"不效更方"依理似无非议，但在实际临床中是更方好、还是不更方好？当更而不更，不当更而更，或当更而更之不当，其尺度如何掌握，无论是初涉杏林的新秀，还是久经战场的老将，常因辨晰不清，把握不准而有所失误。如何避免问题的发生，先从"效不更方"谈起。

（一）效不更方

这是中医临床经常遵循的一项基本原则，也常作为尊重他人医疗成果的一种医德。如果对服之有效的方药一概不加分析、无限度地盲目使用，在治疗上常因超越病机、药过病所而失误。因此，要坚守"效不更方"时，应当考虑以下几点：

1. 患者服药后，部分症状改善，有的症状消失，而疾病病因、病机的实质没有改变。如服补心丹后，口干咽燥、口舌生疮、盗汗遗精、心悸失眠、便干尿赤等症状，有的改善有的消失，而舌红少苔、脉象细数等肾阴不足、心火亢盛的本质未变。

2. 次要症状改善或消失，而主要症状无明显好转。如服补心丹后，虚热盗汗、口干咽燥、头晕目眩、口舌生疮、大便干结等症状有所改善或部分消失，而虚烦不眠、心悸不宁、梦遗滑精的主症仍在。

3. 疾病的病因病机、病证均有改善，部分症状消失，而未能达到治愈。

具有上述条件之一者，都应坚守"效不更方"的原则，否则，即便有效，也要考虑更方。

（二）效要更方

"效不更方"在情理之中，而"效要更方"在常规之外，所以如果没有十分把握，往往容易出现失误。因此，"效要更方"必须认清以下几点：

1. 或有症状已解，必有症状未消除。例如，由脾胃气虚引起的头痛、发热，采用顺气和中汤或补中益气汤后，头痛、发热的或有症状已解，而面色㿠白、食少便溏、神疲乏力、舌淡脉虚等脾胃虚弱的必有症状没有消除。前方对头痛、发热的治疗虽然有效，但也必须改用甘温益气、健脾养胃的四君子汤来固复本证。如果仍用前方，继服川芎、细辛、蔓荆子等辛散祛痛的药物，仍用升麻、柴胡升提清阳的方法，不但无益，反而会耗散气血，干扰气机，促成新的病证。

2. 疾病的阶段不同，治疗方法各异。如治疗肾阴阳两虚而偏于阴虚的病证，用甘温补阴、育阴涵阳的左归丸，可使阴虚阳亢的症状消失，而要填精补髓、恢复真元，必须改用阴阳双补的肾气丸或大补元煎。如果坚持"效不更方"，继续使用滋补肾阴的药物，势必导致阳虚阴寒的病证出现。

3. 疾病由原始病因引起新的病因，发生另一种病变。如因肝气郁结引起的胁胀疼痛、寒热往来，又进一步由气滞发展至血瘀，由血瘀而引起发热，采用疏肝理气的方法，可显一时之效，停药后症状又可复发。这时必须改用活血化瘀的血府逐瘀汤，治疗后因后果的病证。如果不识此谛，认为前方有效便继续服用，或因病深药浅而贻误病机。

4. 脏腑同病，病异而症同，病证混淆。如病人既有胸膈痞闷、脘腹嘈杂的"郁证",又有胸阳痹阻、胸闷胸痛的"胸痹",这时采用行气解郁的方法，或宣痹通阳的方法，皆可改善或消除部分症状，看来有效，实际有得有失。因为行气解郁的越鞠丸只适于"郁证"，而不适于"胸痹"；瓜蒌薤白半夏汤则善于宣痹通阳，而不适于行气解郁。遇到这种情况，"间者并行"的方法似可考虑，但不如按疾病的先后缓急，采用"甚者独行"的方法有利。因为这两种病证，不但在症状表现上可相互混杂，而且郁证可以诱发胸痹，胸痹可以加深郁证。因而分别治疗，可以识别哪些症状是郁证引起的，哪些症状是胸痹引起的，有利于分清疾病的界限，集中药力，逐个解决。对此证有效，彼证更方的依据就在于此。但是，有的病证更方也不见效，那就要考虑下一个问题。

（三）不效更方

不效更方，看起来容易，实际上要改得准确，并不是一念所得。首先要考虑不效的原因在哪里，大体有以下几种情况：

1. 方证相违。辨证时对疾病的病因、病机、病证认识不清，或被假象所迷惑，治疗时采用了与病证相反的方法。如虚证误用泻法，实证误用补法，寒证投以凉剂，热证用了温药。如属这类情况，病人服药后不但不见效果，反而出现恶心呕吐、昏瞀瞑眩、满闷腹泻、汗出肢冷等危急证候。同时也必须意识到，"实而误补，犹可解救，虚而误泻，莫可挽回"，"阳证热劫，阴可复，阴证投凉，阳即熄"的不同后果。另外，服药后见到这种反应，更不能抱有"若药不瞑眩，厥疾弗瘳"的希望，一错再错，延误病机。必须采用反其道而行之的解救措施，纠正逆乱，稳定病情，而后调治。的确，有的患者即便方药对证，服药后可出现一时性瞑眩不适的症状，但反应消失后，病情明显好转。这和药证相反，病证急剧加重的表现是不同的。

2. 方药组合失宜。①病重药轻，不及病所。如阴阳两虚、真元不足的病证，应该使用肾气丸、大补元煎之类的重剂补益阴阳，化生肾气，却用了调补脾胃、升阳益气的轻剂。②病轻药重，过于伤正。如肺不布津、肠失滑润的大便秘结，宜用肃肺化痰、润肠通便的五仁橘皮汤，而用了滋阴润燥的增液汤。阴津不足的大便秘结，应当使用滋阴润燥的增液汤，却用了泻热通便的承气汤。③病证虚实混淆，方药主次颠倒。如湿邪中阻，病因脾虚不运，治疗应当采用健脾为主化湿为次的香砂六君子汤，却用了化湿为主健脾为次的藿朴夏苓汤。④法对方不对。如营卫失调、阴不恋阳的"自汗症"，使用的是调和营卫、益阴敛汗的方法，而采用的方剂却是玉屏风散。⑤方对量不符。如左金丸证，黄连与吴茱萸的用量不是6:1，当归补血汤中，当归的用量多于黄芪。上述种种治法，服药后不可能见效，但也不会出现明显的不良反应。也可能有的症状见好，有的症状变坏，这也和药证相反，所有的症状都见加重有所不同。不效更方是理所当然的，但有些疾病，在治疗中即便不见效果，也不宜随意更方，下面再谈这个问题。

（四）不效不更方

有的疾病，发展至真元亏乏，沉疴痼疾，治疗时即便药证相符，"而积日之虚，岂能暂补所能挽回"，近期难以显效。再因医无定见，患者求愈心切，一不见效，便要易方更医，结果越改越错，最后归咎于病证疑难，复杂缠手，而失去施治信心。因此，医生对久虚正衰和沉疴痼疾的病人，必须有明确的认识和长期施治的规划，否则，常因"不效更方"而失误。对久虚的病证，辨证时只要能够把握阴虚阳乘、阳衰阴犯的因果关系和气虚而滞、血少气衰的相互作用，服药之后主观上没有不适的感觉，客观上不见不良现象，说明治法适宜，调补得当，"王道无近功"，即使疗效不显，也不要更易法，待胃气始苏，肾元渐复，远期疗效自然显现。例如治疗阳衰阴乘、右心衰竭的阴水证，初用真武汤合五苓散温阳利水的方法，可获明显疗效，乃至归复到四逆加人参汤、六味回阳饮、济生肾气丸等温阳固正、调节整体的方法时，则缓慢的效果一时难以得见，如果认为方不见效而改用其它方法，不但久治之功效废于一旦，而且阳衰水犯的现象又可重现。所以对阳气虚衰的病证，纠正阳衰以后，进入燮理阴阳、调和气血之时，只要服药平妥，不效不要急于更方，必待阳生阴长、气行血活而后效。对积滞的辨证，关键在于分清气、血、痰、湿积滞的先后、新久，确立攻逐、消补的施治方法。服药后只要没有明显乏力、食减、患处疼痛加剧的表现，证明攻伐无过，补无偏执，必待正气渐复，积滞渐消，始见后效。例如治疗气虚不能行血，右心衰竭所致的肝瘀血或心源性肝硬化，运用温阳利水方法后，阳复肿消，而胁下胀痛、腹满、不思饮食的症状一时不易改善。如症属积滞未坚的肝瘀血，每当祛其湿，补其气，调其血，导达经脉，荣卫流畅，则瘀血自消。如症属癥积坚实、正气衰败的肝硬化，必须坚守久虚缓补、久实缓攻、固扶正气、养血柔肝、攻补兼施的方法，始得后效。如果一不见效，即改用活血祛瘀、行气止痛的膈下逐瘀汤，这样不但不会有效，反而可因攻伐太过，气衰血滞而出现神疲乏力、食欲顿减、肝区胀痛的不良后果。所以治疗一些慢性疾病，不能坚持有法守方、着眼于整体的恢复，常是医疗失败的主要原因。

总之一句话，用药如用兵，医生临阵，务必有一清醒的头脑，以免在更方问题上心无定见，束手无策。

六、四逆散的临床应用

四逆散在《伤寒论》中用治少阴病传经热邪、阳郁不伸的四逆证，实际在临床中使用四逆散的这种机会比较少。但由于该方理法严谨，用药精练，应用范围较广，所以后世治疗肝脾（胃）疾病的许多有效药方，多从此方发展而来。因而，正确理解四逆散的组方原则和临床效用，对治疗一些肝脾疾病有其重要意义。

四逆散中之柴胡疏肝郁，枳实理肝气，芍药养肝阴，甘草缓肝实脾，方药针对肝的疏泄功能失调和肝体阴而用阳，以及肝病传脾的生理病理特点而设。柴胡之升运益于脾之虚，枳实之降和适于胃之实，芍、草酸甘化阴，柔肝扶脾，以防"土虚不能升木"，调理中焦脾胃，四药实在缺一不可。实际在临床中见肝之病往往传脾，脾病也常常碍肝，出现肝脾同病的证候。四逆散既能调肝培土，又能和胃益木，药味不多而功专力合，堪称肝脾病证的方药典范。

四逆散用治有"肝气郁结"表现的胆囊炎、胆石症、急慢性肝炎、胸膜炎以及肋间神经痛等许多疾病，均可获得良好效果，这是人所共知、习以为用的。但也有四逆散疗效很高而却被临床忽视的一些病证。如有的患者，上有头痛眩晕、耳鸣眼花、中则胸闷胁痛、嗳气不除，下有少腹重坠、二便不调，内则心烦口苦、食少腹满、多梦纷纭，外则体倦神疲、时热时冷、周身尽痛，总之，从患者主观感觉上，全身内外上下无处不病，且常年治疗不见有效。对这种错综复杂的病证，如不仔细分析，也容易辨为脏腑皆亏、虚实兼有，是补是泻，难以着手。其实，像这种病证，证候表现虽多，但不论从经络部位或症状表现上，都具有肝的阴阳失调，气血失和，肝气郁结，所谓"神经官能症"的特征。正确的治疗应以治肝为主，"盖肝气一舒，诸痛自愈"，用四逆散治之，确实能起到"治一经而诸经无不自愈也"的应验。对冠心病心绞痛的治疗，大多喜用瓜蒌、薤白之类或活血化瘀的方法，但对部分病人疗效并不理想，尤其对发病年龄较早、病程较短、身体状况较好，所谓"初病在气"的冠心病患者，疼痛部位在胸胁（尤其是左胁），疼痛性质攻痛或胀满、憋闷，每因精神刺激而诱发或加剧，疼痛时间常发生于早晨起床或凌晨 3～5 点钟的寅时，用四逆散加味的柴胡疏肝散或四逆散的变方枳壳煮散，治疗效果都相当可靠。若由气郁发展到血瘀，一般病程较长、胸胁疼痛较剧、舌暗脉涩或沉弦结代，用四逆散合桃红四物汤，加桔梗协同枳壳开胸宣痹，牛膝增助桃、红行血化瘀，构成活血化瘀、行气止痛的血府逐瘀汤，对血瘀气滞的冠心病患者有一定疗效，尤其对某些变异性心绞痛患者疗效更为理想。用四逆散合手拈散也可起到同样的治疗效果。治疗高血压病，一般习用滋阴潜阳、镇肝息风的方法，其实，高血压病及至发展到这种程度，一般需要经过肝气郁结→气郁化火→火劫肝肾之阴这种病变过程，然后才能转入肝肾阴亏，肝阳相对亢盛（或肝阳无制，肝风内动）的虚证，只有在这种情况下才能使用滋阴潜阳或镇肝息风的方法。实践证明，大部分年龄较轻、发病初期的高血压病患者，很少见到肝肾阴亏的脉症，而因长期精神刺激，情志不舒，多忧善虑等因素所致者，多有头痛头晕、胸闷不畅、苔舌正常、脉象沉弦等"肝气郁结"的典型证候，用疏肝理气、活血柔肝的治法，以四逆散为主的柴胡抑肝散、理气平肝散，皆可起到消除症状、降低血压的良好作用。若气郁化火，出现明显的头痛头胀、口苦耳鸣、小便黄、舌红、脉弦数等"肝火上炎"的症状，以四逆散减去理气的枳实，换上凉肝泻火的丹皮、栀子，则成为清肝散、清肝达郁汤、丹栀逍遥散等四逆散的变方，均能起到滋阴潜阳、镇肝息风所起不到的降压作用。

脾胃病有两种情况需用四逆散：一是肝经气郁火旺，影响阳明胃的降和；再是脾气中虚导致厥阴亏败。属于前一种情况者，可见脘腹胀痛、胁肋不舒、呕吐恶心、吞酸吐酸、嘈杂嗳气、口苦咽干、大便秘结、舌红、脉弦数等四逆散的适应证。若急慢性胃炎者见有上症，治疗宜用戊己丸合四逆散以泻肝和胃；若属胃溃疡，则用四逆散加煅瓦楞、白芷；若泄痢后重、腹痛身热，用四逆散合黄芩汤，脓多加少量肉桂，血多加当归 9～12 克，配方中芍药 30 克对赤白痢有很好的疗效。属于第二种情况者，则常见消瘦乏力、心悸头晕、烦满腹痛、大便失调、食入作胀、心下坚大如盘、按之外坚内虚等。如有胃下垂、胃扩张，宜用四逆散合枳术汤，与方中之枳实芍药散具有功专力合，扶脾消胀的良好作用；若食少便溏、便后脱肛，证明脾阳不但不能升运，反而进一步下陷，这时需要在四逆散、枳术汤的基础上再加补气升阳的参芪汤。

对方剂的临床应用，历代名医各有千秋。有的以方论证，亦有的以证求方；有的执一方而应多法，亦有的更一法换一方。不论怎样变换,要万变不离其宗,抓住疾病的本质,认清病变规律,掌握方剂的核心作用,以达到切实有效的治疗目的。如果不识病机,随证加减,加来减去,法不是法、方不成方,看起来也在辨证论治,实际上是在盲目的头痛治头、脚痛医脚,这样不会收到好的治疗效果。应当引以为戒。

年谱

1925 年 9 月　出生于山东省莱西县（现为青岛市）。
1936 年 7 月　考入莱西县第二小学。
1937 年 9 月　开始跟随族伯周鸣岐学习中医。
1942 年 7 月　考入莱西县立中学，学制为三年。
1945 年 12 月　经亲友资助，在青岛开设"新生药社"。
1953 年 9 月　任"青岛四方区中医联合诊所"所长兼
　　　　　　　内科主任。
1954 年 5 月　参加青岛市举办的中医进修学校，学习
　　　　　　　一年。
1956 年 10 月　被推荐到山东省中医药研究所研究班学
　　　　　　　习一年。
1957 年 11 月　结业后留在山东省中医药研究所工作。
1958 年 8 月　调入山东中医学院，任伤寒温病教研室
　　　　　　　副主任。
1960 年 9 月　晋升为讲师。

1972 年 7 月　　任山东中医学院中医内科教研室副主任。

1978 年 5 月　　晋升为副教授。

1978 年 8 月　　被批准为硕士研究生导师。

1980 年 5 月　　受聘为中华医学会山东心血管分会副主任委员。

1981 年 8 月　　受聘为山东中医学会第一届理事会理事、山东省中医内科学会副主任委员。

1982 年 5 月　　受聘为山东省中医药科学技术委员会副主任委员。

　　　　　　　　"益气活血治疗冠心病的研究"获山东中医学院科研成果三等奖、山东省卫生厅科研成果三等奖。

1983 年 5 月　　"从病证结合探讨心律失常的证治规律"获山东省科协和山东中医学会优秀论文一等奖。

1984 年 4 月　　受聘为《山东科技报》专家编委。

1985 年 8 月　　加入中国共产党。

1985 年 11 月　　当选为山东省政协第五届委员。

1986 年 12 月　　受聘为山东中医学会第二届顾问委员会委员。

1987 年 3 月　　晋升为教授。

1987 年 10 月　　"益气活血治疗冠心病的临床和实验研究"获山东省科委科技进步二等奖。

1988 年 10 月　　被评为"山东省首批科技拔尖人才"、"山东省优秀科技工作者"。受聘为"齐鲁中医函授大学"名誉校长。

1988 年 11 月　学术思想被载入《山东名医论著选录》，由山东大学出版社出版。

1989 年 8 月　"冠心病电子计算机诊疗系统"通过省级鉴定。

1990 年 9 月　被载入《山东拔尖人才》，由山东科技出版社出版。

受邀到北京参加中国中医药博览会百名中医专家特邀门诊。

1990 年 10 月　当选为山东省政协第六届委员。

1991 年 3 月　参加山东省高校工委举办的"高校知识分子社会主义理论学习班"。

1991 年 4 月　被国家人事部、卫生部、中医药管理局评为全国 500 名老中医之一。

主持校勘《四明心法》（卫生部下达的古籍校勘任务），由人民卫生出版社出版。

1991 年 5 月　山东电视台十八集电视系列片"追求"对其事迹全面进行了报道。

1991 年 8 月　被批准为博士研究生导师。

1991 年 10 月　获国务院颁发的政府特殊津贴。

1992 年 8 月　受聘为卫生部第三届药品审评委员会委员。

1992 年 11 月　受聘为山东省自然科学基金委员会第二届科学组成员。

事迹被载入《知识分子与社会主义》，由山东大学出版社出版。

1993 年 8 月　主编华东地区中医院校协编教材《中医

内科学》，由中国医药科技出版社出版。

主编齐鲁中医函授大学教材《中西医结合内妇儿科学》。

1993 年 9 月　受聘为山东省首届中药品种保护审评委员会副主任委员。

1994 年 3 月　受聘为中国中医药学会内科延缓衰老专业委员会顾问。

1994 年 4 月　受聘为《山东中医杂志》第二届编委会委员。

1994 年 8 月　主编《英汉实用中医药大全内科》，由高等教育出版社出版。

主编《中医临床研究与进展》，由海南出版社出版。

1994 年 10 月　被收入《中国当代中西名医大辞典》，由学苑出版社出版。

1995 年 3 月　被评为卫生厅老中医药专家学术经验继承工作优秀指导老师。

1995 年 5 月　荣获山东中医学院"十大优秀教师"荣誉称号。

1995 年 9 月　被评为"全国优秀教师"。

1995 年 11 月　被评为山东省科技拔尖人才。

1997 年 5 月　学术思想及经验被收入《中国名老中医专家学术经验集》，由贵州科技出版社出版。

1997 年 10 月　中药新药"正心泰"的研制获国家中医药管理局科技进步三等奖。

1998 年 11 月　中央电视台四台"海外医药"栏目对其

事迹做了相关报道。

1999 年 12 月　被山东中医药大学授予终身教授荣誉。

2003 年 9 月 19 日　周次清教授因病逝世。